MANUALES PARA LA SALUD

EL PEQUEÑO LIBRO DE YOGA PARA ALCANZAR la longevidad

Un programa de posturas suaves
que mejorará su calidad de vida

ELAINE GAVALAS
Ilustraciones de Nelle Davis

ONIRO

Título original: *The Yoga Minibook for Longevity*
Publicado en inglés por Fireside Book-Simon & Schuster

Traducción de Miguel Portillo

Diseño de cubierta: Valerio Viano

Ilustraciones de cubierta e interiores: Nelle Davis

Distribución exclusiva:
Ediciones Paidós Ibérica, S.A.
Mariano Cubí 92 – 08021 Barcelona – España
Editorial Paidós, S.A.I.C.F.
Defensa 599 – 1065 Buenos Aires – Argentina
Editorial Paidós Mexicana, S.A.
Rubén Darío 118, col. Moderna – 03510 México D.F. – México

Quedan rigurosamente prohibidas, sin la autorización escrita de los titulares del copyright, bajo las sanciones establecidas en las leyes, la reproducción total o parcial de esta obra por cualquier medio o procedimiento, comprendidos la reprografía y el tratamiento informático, y la distribución de ejemplares de ella mediante alquiler o préstamo públicos.

© 2003 by Elaine Gavalas
Illustration copyright © 2003 by Nelle Davis

© 2003 exclusivo de todas las ediciones en lengua española:
Ediciones Oniro, S.A.
Muntaner 261, 3.º 2.ª – 08021 Barcelona – España
(oniro@edicionesoniro.com – www.edicionesoniro.com)

ISBN: 84-9754-077-8
Depósito legal: B-25.391-2003

Impreso en Hurope, S.L.
Lima, 3 bis – 08030 Barcelona

Impreso en España – Printed in Spain

Para mi tío, Arthur Vozeolas, y para mi Papous,
ejemplos iluminadores de lo que supone
envejecer con gracia.

Índice

Agradecimientos   9

Capítulo 1   Comprender el yoga   11

Capítulo 2   Antes de empezar   25

Capítulo 3   Yoga fácil   40

Capítulo 4   Yoga fuente de juventud   59

Capítulo 5   Yoga para una espalda juvenil   85

Capítulo 6   Yoga para aliviar molestias y dolores   111

Capítulo 7   Yoga para el sexo y la vitalidad   135

Acerca de la autora   159

Agradecimientos

Este libro no hubiera sido posible sin la ayuda y las creativas contribuciones de mi esposo y maestro en esto de escribir, Stuart Katz. Su brillante juicio literario y paciente trabajo me ayudaron a dar a luz este texto. Le estoy eternamente agradecida por su extraordinario amor, amistad y apoyo.

Quisiera expresar mi más profundo agradecimiento a todos los talentosos profesionales de Simon & Schuster Trade Paperbacks por producir esta serie de libritos de yoga, especialmente a Trish Todd por proporcionarme la oportunidad de escribirlos; y a Anne Bartholomew, Martha Schwartz, y Janet Fletcher por su ayuda inestimable.

También quisiera extender mi más sincero agradecimiento y aprecio a mi agente literario, Michael Psaltis (y a la Ethan Ellenberg Literary Agency), por sus sabios consejos, ánimos y ayuda respecto a los libros de yoga desde el principio.

También quisiera darle las gracias especialmente a Nelle Davis, que dio vida a las posturas de yoga a través de sus maravillosas ilustraciones.

Les estoy agradecidísima a mis suegros, Ethel Katz Regolini y Leo Regolini, y a mis tíos, Arthur Vozeolas y Henry Kane, por su sabiduría, ayuda y guía.

Finalmente, muchas gracias a mis profesores de yoga (especialmente a Ram Dass), y a usted, querido lector. Que el yoga le proporcione salud, felicidad, paz, longevidad, libertad y gozo perdurables. *Om shanti* con amor.

Capítulo 1

Comprender el yoga

Yoga para la longevidad

¿No le encantaría retroceder en el tiempo y volver a recuperar su vigor y vitalidad juveniles? ¿Lo que espera tal vez es mantener su actual estado de forma física durante varias décadas? Tanto si tiene 25, 45, o incluso 65 años, el yoga puede ayudarle.

El programa de yoga antienvejecimiento descrito en este libro enfoca el bienestar en la vida de una manera única, que integra cuerpo, mente y espíritu. Tenga la edad que tenga, se dará cuenta de que practicando estas posturas tan sólo durante unos minutos al día podrá conseguir retrasar el reloj biológico y la mayoría, si no todos, de los síntomas asociados con el envejecer. La práctica regular del yoga es una sabia inversión en su futuro físico y mental, cuyos beneficios pueden cosecharse hasta bien avanzada la edad dorada.

Los suaves estiramientos, enderezamientos y reconfortantes posturas que aparecen en *El pequeño libro de yoga para alcanzar la longevidad* son adecuados para personas de todas las edades, flexibilidades y estados de forma física. Están integrados en un programa de modificación del estilo de vida que fomenta la longevidad, reduce el riesgo de padecer enfermedades relacionadas con la edad y ayuda a mejorar los problemas de espalda, artríticos y otras molestias, así como trastornos menopáusicos y relacionados con la próstata, al igual que los que tienen que ver con la falta de vigor sexual o impotencia.

Nunca se es demasiado viejo o se está en demasiada mala forma como para no poder iniciar un programa de yoga. Tras aprender algunas cosas básicas en el Capítulo 2, el programa propiamente dicho comienza en el Capítulo 3, «Yoga fácil», diseñado para auténticos principiantes, adultos mayores, y personas que no hayan realizado ejercicio físico en años. No se deje intimidar por el desafío de las enrevesadas posturas yóguicas que suelen aparecer en la prensa. Las sencillas posturas de «Yoga fácil» le ayudarán de manera gradual y segura a aumentar la intensidad de sus sesiones, sea cual fuere su punto de partida. Las posturas de «Yoga fácil» también le ayudarán a mejorar y mantener la flexibilidad, a coordinar y controlar el cuerpo, a aumentar la libertad de movimientos, y en definitiva a mejorar el equilibrio.

A partir de ahí entraremos en el núcleo de mi programa de longevidad, «Yoga fuente de juventud». La dinámica combinación de yoga y ejercicios aeróbicos desarrollada en el Capítulo 4 alienta una buena salud cardiovascular, disminuye el riesgo de cáncer, refuerza músculos y huesos, estimula el funcionamiento del sistema inmunitario, controla el peso, y mantiene la piel con un aspecto juvenil. El capítulo incluye sesiones para los niveles de principiante, intermedio y mantenimiento, y todos ellos combinan *El saludo al sol* y posturas invertidas.

Puede que esté buscando un remedio eficaz para solventar ese molesto dolor de espalda, o tal vez para prevenir otros futuros. Desde el punto de vista del yoga, el bienestar y la longevidad comienzan con una espada saludable. Practicar durante unos pocos minutos al día las posturas de yoga que aparecen en el Capítulo 5, «Yoga para una espalda juvenil», es una manera segura de actuar contra el dolor de espalda. Con los músculos de la espalda estirados mediante el yoga, se encontrará juvenilmente activo a lo largo de toda la vida.

Si es uno de los millones de personas que sufren de dolor en las articulaciones, entonces el Capítulo 6, «Yoga para aliviar achaques y dolores» le ofrece una balsámica práctica yóguica que le ayudará a aliviar y prevenir esos dolores. Realizar esas posturas de yoga mantendrá sus músculos flexibles, permitiéndole moverse con mayor facilidad. La práctica del yoga ha demostrado ser uno de los medios más eficaces para restituir la salud de las articulaciones, aliviar la tensión muscular y aumentar la fuerza.

Las posturas de yoga ofrecidas en el Capítulo 7, «Yoga para el sexo y la vitalidad», pueden ayudar a todas aquellas personas que experimentan los inesperados síntomas de la perimenopausia, menopausia, osteoporosis, problemas de la próstata, impotencia, o disminución del vigor sexual. Muchos de los perjudiciales cambios que tienen lugar en la madurez, como son la disminución de los niveles de hormonas, el aumento de peso, o la pérdida de líbido, pueden —al menos en parte— aliviarse siguiendo este programa de yoga. Además, el capítulo incluye una práctica yóguica tántrica que puede ayudar a mejorar la propia sexualidad.

Me he dado cuenta de que combinar el yoga con el automasaje y las técnicas de trabajo corporal puede ser una manera muy adecuada de ayudar a que el cuerpo recupere su equilibrio natural, a aumentar el bienestar, y aliviar el dolor crónico. En los capítulos siguientes hallará posturas yóguicas acompañadas de técnicas de automasaje, como *do-in* y autodigitopuntura. Juntas, le ayudarán a aliviar y prevenir la tensión y la rigidez, a flexibilizar los músculos, y aumentar la circulación de la sangre.

Practicados juntos, el yoga y el automasaje conforman un dinámico dúo sanador. El do-in y la digitopuntura son técnicas de automasaje asiáticas practicadas desde hace miles de años. Ambas utilizan toques, golpecitos, frotamientos, presiones y estiramientos a fin de poner en movimiento la fuerza vital, llamada *ch'i* (o *prana* en la tradición yóguica), a fin de deshacer bloqueos energéticos, aumentar la circulación y armonizar el cuerpo. El automasaje equilibra la energía vital ch'i mediante presión y estiramiento de los puntos de digitopuntura situados a lo largo de los meridianos por los que fluye el ch'i. A causa de numerosas razones, como el envejecimiento, la enfermedad, el estrés, y diversos traumas, la energía se acumula alrededor de los puntos de digitopuntura, obstruyendo así el fluir adecuado de ch'i por el cuerpo. El automasaje ayuda a liberar dicha tensión de manera que el ch'i pueda circular libremente, optimizando los poderes de autocuración del cuerpo.

Otro medio excelente de complementar y reforzar la práctica del yoga es combinarlo con disciplinas físicomentales. El presente libro incluye disciplinas somáticas psicofísicas, como la Ideokinesis y el método Pilates. Se trata de prácticas terapéuticas que reeducan e integran cuerpo y mente para mejorar la eficacia de movimientos. La Ideokinesis es un sistema de educación de los movimientos y una terapia basada en el uso de la visualización e imágenes. En el Capítulo 5, aprenderá cómo utilizar las imágenes de Ideokinesis al practicar posturas de yoga específicas a fin de reeducar e integrar las pautas de movimiento corporal. El método Pilates es un sistema de condicionamiento corporal y de ejercicios de reforzamiento centrados en los músculos abdominales, pélvicos y de la espalda, el «centro de poder» o «núcleo» del cuerpo. También en el Capítulo 5 aparecen movimientos especializados del método Pilates incorporados a posturas yóguicas como ayuda en la cimentación de un «núcleo» de fuerza (sin aumentar la masa muscular) y mejorar el alineamiento y la flexibilidad.

A lo largo de los años, he estudiado y practicado muchos estilos de hatha yoga, como el Integral, Iyengar, ashtanga vinyasa, kundalini, mantra, raja y tantra, y me he interesado especialmente en las aplicaciones terapéuticas del yoga. He observado a individuos y grupos en su práctica yóguica, y he visto cómo su poder les ayudaba a perder peso y aliviar el estrés a la vez que aumentaban su energía, fuerza y longevidad. He escrito esta serie de libritos de yoga —siendo los cuatro primeros *El pequeño libro de yoga para perder peso* (de próxima publicación en Ediciones Oniro), *El pequeño libro de yoga para alcanzar la longevidad*, *The Yoga Minibook for Stress Relief* y *The Yoga Minibook for Energy and Strength*— como guías de autoayuda en respuesta a los numerosos problemas de las personas respecto a su forma física, la dieta, y el bienestar, así como a preguntas, problemas y preocupaciones de otra índole. He contado con la oportunidad de aplicar técnicas de yoga para ayudar a que las personas alcancen sus metas de bienestar y he comprobado resultados espectaculares.

Mi mayor deseo es compartir con usted los muchos y maravillosos resultados que la práctica del yoga me ha proporcionado, tanto a mí como a las personas que he asistido a lo largo de los años. Tanto si lo que busca es adelgazar, aumentar su energía, aliviar el estrés, o hallar la fuente de la eterna juventud, tenga en cuenta que he creado un libro de yoga para usted.

Pero antes de sumergirnos en él, un poco de información.

Yoga en el siglo XXI

A través de los siglos, el yoga se ha ido redefiniendo y recreando para satisfacer las necesidades y demandas de distintos tiempos y culturas. El yoga apenas fue conocido en Occidente hasta la década de 1960, cuando los Beatles se fueron a la India en busca de la iluminación espiritual con Maharishi Mahesh Yogi. Desde entonces, el yoga ha evolucionado, pasando de ser una práctica para buscadores espirituales hippies cantando *Om* con *swami* Satchidananda en Woodstock, allá por 1969, a una práctica adoptada por todo el mundo, desde estrellas de Hollywood en busca de cuerpos hermosos y directores generales de altos vuelos en busca de un alivio para el estrés, a cuarentones y cincuentones intentando invertir el sentido del tiempo. Incluso Sandra Day O'Connor, jueza del Tribunal Supremo de Estados Unidos, acude a una clase semanal de yoga. Unos quince millones de estadounidenses incluyen algún tipo de yoga en su régimen de mantenimiento de forma física.

Aunque al yoga se le ha considerado como la nueva filosofía de la forma física para el siglo XXI, en realidad su práctica se remonta miles de años. El yoga vio su origen en la India, y es una antigua disciplina filosófica, no una religión. En principio, el yoga se practicaba como un camino hacia la iluminación espiritual, como una manera de alcanzar un estado de puro gozo y unidad con el universo. *Yoga* es una palabra sánscrita que significa «unión»; describe la integración de cuerpo, mente y espíritu, y la comunión con una energía universal, la Conciencia Suprema. La práctica del hatha yoga, cuyos ejercicios resultan familiares para muchos occidentales, se pensó en un principio para reforzar el cuerpo y prepararlo para largas e inmóviles horas de meditación.

El yoga se remonta a los antiguos Vedas, las escrituras sagradas hinduistas que datan de alrededor de 2500 a.C. A lo largo de los milenios, la tradición yóguica ha evolucionado, dando como resultado ocho ramas principales, que son distintos caminos que conducen a un mismo objetivo: la iluminación. A las ocho ramas del yoga se las denomina «La Rueda del Yoga». Y son:

Hatha Yoga, el yoga de la disciplina física y el dominio corporal. Es la rama de yoga con la que más familiarizados estamos en Occidente, y es la que aparece en este libro. En el hatha, la iluminación se alcanza a través de prácticas físicas espiritualizadas, incluyendo *asanas* (posturas), *pranayama* (control de la respiración), y meditación. El *Hatha-yoga pradipika*, un texto del siglo XIV, es una guía de hatha yoga.

Jhana-yoga, el yoga de la sabiduría y el conocimiento. En el jhana, la iluminación y la autorrealización se alcanzan a través de la enseñanza de no-dualismo, la eliminación de la ilusión y el conocimiento directo de lo divino.

Bhakti-yoga, el camino para lograr la unión con lo divino a través del amor y de los actos de devoción.

Karma-yoga, el camino de la iluminación a través del servicio y las acciones desinteresadas.

Mantra-yoga, el yoga de los sonidos sagrados hacia el despertar. Una forma de mantra yoga familiar en Occidente es la Meditación Trascendental (TM).

Kundalini-yoga, la activación de la energía espiritual latente en el cuerpo y que asciende por la columna vertebral hasta la cabeza a través de la respiración y el movimiento.

Tantra-yoga, unión con todo lo que se es, alcanzado a través de la utilización de la energía sexual. Aunque el tantra yoga se ha hecho famoso por ciertos rituales que espiritualizan la sexualidad, es esencialmente una disciplina espiritual de rituales y visiualizaciones no sexuales que activan la energía espiritual.

Raja-yoga, también conocido como el yoga real, clásico, de ocho miembros, o ashtanga (no confundir con el estilo de yoga ashtanga), se trata del yoga del dominio mental. En el siglo II a. C., Patañjali, el gran sabio hinduista, escribió los principios del yoga clásico, en los *Yoga-sûtras*. Patañjali describe ocho pasos, o «miembros», a los que se conoce como el Árbol del Yoga. Estos ocho miembros proporcionan las líneas maestras éticas a utilizar en la vida, que a la vez ayudan en el camino hacia la iluminación.

El Árbol del Yoga se compone de:

Yama, las raíces del árbol, que son disciplina moral y moderación ética. Incluyen la no violencia *(ahimsa)*, la sinceridad, la libertad respecto a la codicia, la castidad y la no avidez.

Niyama, el tronco del árbol, que representa automoderación y observancia, incluyendo limpieza, contento, autodisciplina, introspección o estudio del ser, y devoción.

Asana, las ramas del árbol. Incluye las posturas de hatha yoga.

Pranayama, las hojas del árbol. Incluye el control de la respiración para obtener la circulación de *prana*, la energía vital.

Pratyahara, la corteza del árbol. Incluye la retirada de los sentidos para la meditación.

Dharana, la savia. Incluye concentración para la meditación.

Dhyana, la flor. Incluye meditación.

Samadhi, el fruto. Es el estado de pura conciencia, o gozo total. Todos los miembros del yoga conducen a samadhi.

Su práctica de yoga

De la práctica del yoga, y de sus grandes beneficios, se puede disfrutar tanto si se tienen 9 como 90 años. Lo requerido es mínimo. Sólo necesita de 30 a 60 minutos diarios; una estera que no resbale; ropa cómoda y ancha; y un espacio pequeño para hacer ejercicio. Desconecte el teléfono, encienda el contestador, y haga saber a su familia y amigos que no debe ser molestado durante el tiempo que dedica al yoga, a menos, claro, que quieran unirse a usted.

Se irá dando cuenta de que los ejercicios de las series que aparecen en este libro incluyen posturas que estiran la columna vertebral en seis direcciones. Hay un dicho en el yoga: «Eres tan joven como tu columna vertebral».

Si estira su columna en seis direcciones en su práctica diaria se verá generosamente recompensado con una espalda y un cuerpo jóvenes, flexibles y fuertes. Las seis direcciones (y algunas posturas representativas) son:

- Adelante *(flexión de pie hacia adelante)*.
- Detrás *(flexión de pie hacia atrás)*.
- Derecha *(flexión sentada a la derecha)*.
- Izquierda *(flexión sentada a la izquierda)*.
- Giro a la derecha *(torsión sentada a la derecha)*.
- Giro a la izquierda *(torsión sentada a la izquierda)*.

Todas las series de yoga finalizan con un período de *Relajación* (véase Capítulo 2, «Antes de empezar»). Al ir progresando en su estudio del yoga, también querrá añadir meditación y ejercicios de respiración (véase Capítulo 2). Tal y como ya he mencionado, el yoga es una práctica no competitiva. No es necesario competir con otros yoguis o yoguinis. Simplemente hay que hacerlo lo mejor posible en cada ocasión que se practica. Día a día, el cuerpo responderá de manera distinta a las posturas a causa de diversos factores, como la dieta, la cantidad de sueño, y el momento del día que elija para la práctica. Es importante recordar que la práctica del yoga constituye un viaje y una exploración en la naturaleza del ser.

Practicar yoga es algo que vale mucho la pena. Si le interesa una vida llena de radiante y buena salud, y de vitalidad sexual, entonces este es un libro para usted. *¡Namaste!* (*Namaste* es un saludo tradicional yóguico que signigica: «Lo divino en mí se inclina ante a lo divino en ti»).

Programa de Yoga para la longevidad

El programa «Yoga para la longevidad» incluye cinco pasos a fin de maximizar los beneficios en términos de longevidad en el mínimo tiempo posible. Empiece con el Paso 1 y continúe con el Paso 2 hasta el 5, según su condición y capacidades físicas. A continuación se hace un repaso de los pasos y serie de ejercicios. Hallará descripciones más detalladas de cada serie en los Capítulos 2-7.

Paso 1: serie de «Yoga básico» y «Yoga fácil»

Paso 2: series de «Yoga fuente de juventud» (para niveles de principiante, intermedio y mantenimiento)

Paso 3: serie de «Yoga para la espalda»

Paso 4: serie «10 minutos de alivio yóguico»

Paso 5: serie «Yoga para el vigor sexual»

PASO 1. CONCEPTOS BÁSICOS Y SERIE «YOGA FÁCIL»

Empiece con las posturas de «Yoga básico» y «Yoga fácil» que se hallan en los Capítulos 2 y 3, y practique durante 2 semanas. Realice dichas posturas entre 30 y 40 minutos, 3 o 4 días a la semana. Cada sesión de práctica incluye Calentamiento y posturas de «Yoga básico», práctica de posturas de «Yoga fácil», y un período de Calma/Relajación, con unas cuantas posturas básicas más. Tenga en cuenta que llegar a realizar esta rutina de manera cómoda puede costarle más de 2 semanas, dependiendo de su condición física. Si se siente cómodo y tiene confianza al hacer las posturas, continúe con las series de «Yoga fuente de juventud», que aparecen en el Capítulo 4. Si no, siga con 1.ª y 2.ª semanas hasta que se sienta lo suficientemente fuerte como para continuar. Véanse los Capítulos 2 y 3 para las posturas y las series en detalle.

PASO 2. SERIES «YOGA FUENTE DE JUVENTUD»

Al cabo de 2 semanas de «Yoga básico» y «Yoga fácil», empiece con la 4.ª semana de las series «Yoga fuente de juventud» (niveles principiante, intermedio, mantenimiento), que aparecen en el Capítulo 4. Estas series le ayudarán a alcanzar sus objetivos de longevidad en el menor tiempo posible. Cada sesión de práctica incluye Calentamiento, Saludo al Sol, posturas invertidas, y un período de Calmar/Relajación. Al progresar del nivel de principiante al de mantenimiento a lo largo de varios meses, irá aumentado su práctica de yoga de 30 a 60 minutos al día, de 3 a 5 días a la semana. Véase el Capítulo 4 para las series en detalle.

Para obtener beneficios longevos adicionales, puede añadir la serie «Yoga para la espalda» y «10 minutos de alivio yóguico», o la serie «Yoga para el vigor sexual» (véanse los Capítulos 5, 6 y 7).

1. Serie Fuente de juventud. Nivel principiante.
Semanas 1 a 4

Empiece con la serie Fuente de juventud, nivel principiante, combinando *El saludo al sol* y posturas invertidas, entre 30 y 40 minutos, 3 días a la semana. Tenga en cuenta que realizar esta rutina con comodidad pudiera costarle más de 4 semanas, dependiendo de su condición física.

2. Serie Fuente de juventud. Nivel intermedio.
Semanas 1 a 4

Tras completar la serie Fuente de juventud, nivel principiante, continúe con la serie Fuente de juventud, nivel intermedio, combinando *El saludo al sol* y las posturas invertidas durante 40 minutos, 4 o 5 días a la semana. Tenga en cuenta que realizar esta rutina con comodidad pudiera costarle más de 4 semanas, dependiendo de su condición física.

3. Serie Fuente de juventud. Nivel mantenimiento.
Semanas 1 y demás

Tras completar la serie Fuente de juventud, nivel intermedio, continúe con la serie Fuente de juventud, nivel mantenimiento, combinando *El saludo al sol* y las posturas invertidas durante 40 minutos, 5 días a la semana.

PASO 3. SERIE «YOGA PARA LA ESPALDA»

Este programa de yoga para la espalda de 4 semanas puede practicarse por sí mismo o junto con la serie Fuente de juventud. Practique estas posturas entre 15 y 20 minutos al día, 3 días a la semana. Tenga en cuenta que realizar esta rutina con comodidad pudiera costarle más de 4 semanas, dependiendo de su condición física. Véase el Capítulo 5 para los detalles de la serie.

PASO 4. SERIE «10 MINUTOS DE ALIVIO YÓGUICO»

Este programa de yoga de 4 semanas para el alivio de achaques y dolores puede practicarse por sí mismo o combinado con las series Fuente de juventud. Practique estas posturas durante 10 minutos al día, 3 días a la semana. Tenga en cuenta que realizar esta rutina con comodidad pudiera costarle más de 4 semanas, dependiendo de su condición física. Véase el Capítulo 6 para los detalles de la serie.

PASO 5. SERIE «YOGA PARA EL VIGOR SEXUAL»

Este programa de yoga de 4 semanas para el vigor sexual puede practicarse por sí mismo o combinado con las series Fuente de juventud. Practique estas posturas entre 10 y 15 minutos al día, 3 días a la semana. Tenga en cuenta que realizar esta rutina con comodidad pudiera costarle más de 4 semanas, dependiendo de su condición física. Véase el Capítulo 7 para los detalles de la serie.

Capítulo 2

Antes de empezar

Antes de empezar con su programa de Yoga para la longevidad, debería poner atención a las siguientes advertencias, a la vez que se pone objetivos realistas. Puede iniciar su programa de longevidad con «Yoga básico» y «Yoga fácil», que aparecen desarrollados en este capítulo y en el siguiente.

Una advertencia

El yoga nunca debería hacerle daño. Debido al intenso estiramiento de algunas posturas, necesitará estar plenamente sintonizado con su cuerpo. Debe ser consciente y realista acerca de sus «límites» —el punto más allá del que el cuerpo no puede seguir de una manera cómoda— respecto a cada postura. Bordear el límite nunca debería provocar un hormigueo doloroso. Al explorar cada postura de yoga, avance lenta y cuidadosamente, tratando de hallar el punto hasta el que puede estirarse con seguridad. Al ir ganando en fuerza y flexibilidad, se irá dando cuenta de que el límite va cambiando. Podrá estirarse más, con comodidad, y mantener la postura durante más tiempo.

Antes de iniciar ningún programa de ejercicios nuevos, debería consultar a un profesional de la salud, sobre todo si padece problemas de salud o limitaciones físicas. Las mujeres también deben poner especial atención al practicar posturas invertidas, como *La vela apoyada en la pared* e *Invertida con apoyo*, que no son recomendables durante los primeros días de la menstruación. Si está embarazada, asegúrese de obtener el visto bueno de su médico antes de iniciar cualquier programa de hatha yoga. Existen muchas y excelentes clases de yoga prenatal dirigidas por instructores diplomados que enseñan rutinas de yoga prenatal específicas.

Nunca practique posturas de yoga que le puedan hacer daño o con las que se sienta incómodo. Si el dolor persiste, no deje de consultar con un profesional de la salud.

Objetivos de longevidad

Antes de iniciar su práctica de yoga, intente tener claras las metas. ¿Cuánto tiempo se concede para alcanzar sus objetivos de antienvejecimiento y forma física? Póngase unos objetivos razonables y sea consciente de que le costará algún tiempo alcanzarlos. Su reloj biológico empezará a retroceder a partir de la primera lección de yoga. No obstante, suele costar entre 2 y 3 meses de práctica yóguica constante desarrollar hábitos saludables que ayuden a retrasar el declive asociado con el envejecimiento.

También cuesta un mínimo de entre 2 y 3 meses de yoga persistente antes de empezar a notar cambios en la fuerza, flexibilidad y composición corporal (menos grasa y más músculo). Dependiendo de su condición física y de cuándo ha iniciado este programa de yoga, puede que pasen incluso 6 o más meses antes de empezar a notar los resultados. Pero puede estar seguro de que una práctica correcta y consistente acabará produciendo cambios positivos. Puede que incluso quiera empezar un diario de yoga y anotar sus pensamientos acerca de cómo se encuentra y qué aspecto presenta, para ayudarse a identificar aquellas zonas que le gustaría cambiar.

Una buena idea sería ir comprobando su progreso cada mes o cada dos meses para reevaluar sus objetivos. Por ejemplo, al cabo de 6 semanas podría estar acabando la serie Fuente de juventud, nivel principiante (Capítulo 4). Llegado a ese punto, tal vez quisiera determinar su progreso y considerar qué tipo de desafíos físicos pudiera estar experimentando y tal vez establecer un nuevo conjunto de objetivos. Dependiendo de los resultados, puede que desee pasar a la serie Fuente de juventud, nivel intermedio, y añadir la serie Yoga para la espalda, o la serie 10 minutos de alivio yóguico, o la serie Yoga para el vigor sexual a su práctica, para obtener beneficios longevos adicionales. O incluso puede que decida continuar practicando la serie Fuente de juventud, nivel principiante, sin ningún añadido, durante un tiempo más.

Por favor, tenga en cuenta que este plan yóguico antienvejecimiento no es únicamente una serie de ejercicios, sino un programa de modificación del estilo de vida a través del que irá acumulando hábitos de salud que fomentarán la longevidad y mejorarán y protegerán la calidad de su salud y apariencia. Realice una afirmación diaria para sí mismo acerca de sus objetivos antienvejecimiento mediante la práctica consistente del yoga, la respiración y la meditación.

Yoga básico

Comprender unos cuantos movimientos fundamentales le ayudará a realizar correctamente las posturas de yoga que aparecen en este libro. Estos movimientos se hallan incorporados en muchas posturas de yoga y le ayudarán a acumular fuerza, flexibilidad, y un alineamiento correcto en la parte superior del cuerpo y la zona lumbar de la espalda.

Las acciones de comprimir, mantener y soltar que se encuentran en *Empujar y apretar los hombros* y en *Bascular la pelvis* son fundamentales en la práctica yóguica, tratándose de amasar y expulsar la tensión y el estrés de una zona en particular a la vez que se aporta sangre nueva y oxigenada a los músculos y tejidos. La acción de levantar el esternón que aparece en *La montaña* se repite una y otra vez en muchas otras posturas yóguicas.

Utilizar la energía básica —al elevar los músculos abdominales para obtener el máximo apoyo— también es esencial al practicar las posturas de yoga. Eso incluye *mula bandha*, «llave de la raíz», que contrae el perineo, y *uddiyana bandha*, que contrae el abdomen. Mula bandha (véase p. 36) y uddiyana bandha (véase *Contracción abdominal modificada*, p. 56) están incluidos en las posturas de yoga y concentran la atención al centro del cuerpo, creando una sólida base en los músculos abdominales, pélvicos y genitales.

La respiración *ujjayi* es una técnica clásica de respiración yóguica que se practica mientras se mantiene la postura (véase *Ujjayi pranayama*, p. 35). Se combina con *El saludo al sol* (véase el Capítulo 4) para unir las posturas y alentar la concentración, la calma y la meditación. Al final de la sesión de yoga debe incluirse *Relajación apoyada*, a fin de calmar la mente y el sistema nervioso.

Serie de Yoga básico y fácil

Empiece sus 2 primeras semanas de practicar yoga con las posturas del Yoga básico que siguen y las posturas del Yoga fácil del Capítulo 3. Tenga en cuenta que realizar esta rutina con comodidad pudiera costarle más de 2 semanas, dependiendo de su condición física. Si se siente cómodo y confiado al realizar dichas posturas, continúe con la serie Fuente de juventud que aparece en el Capítulo 4. Si no fuese así, siga con 1.ª y 2.ª semanas hasta que se sienta lo suficientemente fuerte como para continuar.

1.ª semana

Programación de la serie: practique durante 30 minutos, 3 veces a la semana. Realice el Calentamiento con posturas de Yoga básico, continúe con las posturas de Yoga fácil, y luego pase a Calmar, con algunas posturas más de Yoga básico.

Calentamiento
Empujar y apretar los hombros
La montaña y levantar el esternón
Bascular la pelvis
Expandir el pecho

Yoga fácil
Rotación de hombros sentada
Flexión lateral sentada
La rueda sentada
El muñeco de trapo sentado
Torsión sentada
Levantar las piernas sentado

Yoga ocular sentado

Calmar
Mula bandha
Respiración completa
Postura de relajación sentada con meditación yóguica de observación

2.ª semana

Programación de la serie: practique entre 30 y 40 minutos, 4 veces a la semana. Realice el Calentamiento con posturas de Yoga básico, continúe con las posturas de Yoga fácil, y luego pase a Calmar, con algunas posturas más de Yoga básico.

Calentamiento
Empujar y apretar los hombros
La montaña y levantar el esternón
Bascular la pelvis
Expandir el pecho

Yoga fácil
El perro mirando hacia abajo con silla
El perro mirando hacia arriba con silla
El árbol modificada
El guerrero III modificada
Contracción abdominal modificada
El bailarín modificada
La silla modificada

Calmar
Mula bandha

Ujjayi pranayama
Postura de relajación apoyada con meditación yóguica de observación

Posturas de Yoga básico

EMPUJAR Y APRETAR LOS HOMBROS

Efectos: estos movimientos de hombros se hallan incorporados en muchas posturas de yoga, incluyendo *La cobra, El perro mirando hacia abajo,* y *La media parada de cabeza.* Estas acciones de comprimir, mantener y soltar son fundamentales en la práctica yóguica, tratándose de amasar y expulsar la tensión y el estrés de una zona en particular a la vez que se aporta sangre nueva y oxigenada a los músculos y tejidos.

Cómo hacerlo:

1. Siéntese derecho en la estera con las piernas cruzadas y los brazos a los costados.

2. Inspire y levante los hombros hacia las orejas. Comprímalos y mantenga la postura contando hasta 4. Espire y suelte, empujando los hombros hacia abajo, alejándolos de las orejas.

3. Agárrese las manos por detrás de la espalda. Inspire y enderece los hombros. Empuje los hombros hacia abajo, alejándolos de las orejas. Espire y comprima ligeramente los omóplatos entre sí. Mantenga la postura contando hasta 3. Suelte las manos.

4. Repita.

LA MONTAÑA Y LEVANTAR EL ESTERNÓN
(TADASANA)

Efectos: la sutil pero importante acción de levantar el esternón hacia el techo está incluida en muchas posturas de yoga, como en *Flexión hacia atrás* y *La pinza lateral modificada*.

Cómo hacerlo:

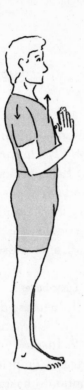

1. Adopte la postura de *La montaña*, con los pies juntos, las piernas derechas, y las manos en la postura de oración frente al centro del corazón. Visualice un hilo atado al esternón (el hueso que se encuentra en el centro del pecho).

2. Inspire y visualice ese hilo siendo estirado hacia el techo. Sienta un tirón sutil y expanda el pecho, la caja torácica, y el esternón, estirando la parte delantera del cuerpo. Mantenga los hombros relajados, caídos y alejados de las orejas.

3. Espire y suelte.

4. Repita.

BASCULAR LA PELVIS EN LA POSTURA MODIFICADA DE RELAJACIÓN *(SAVASANA MODIFICADA)*

Efectos: estos movimientos pélvicos están incluidos en muchas posturas de yoga, como en *Flexión hacia atrás*, y *El puente*. Las acciones de empujar, mantener y soltar la zona lumbar son movimientos fundamentales en yoga, que amasan y expulsar la tensión y el estrés a la vez que se aporta sangre nueva y oxigenada a los músculos y tejidos. Es esencial apretar los músculos de las nalgas para proteger y estabilizar la región lumbar de la espalda y activar los abdominales.

Cómo hacerlo:

1. Tiéndase de espaldas en la estera, con las rodillas flexionadas y apoyando las plantas de los pies en la estera, con una separación similar a la de las caderas. Descanse las manos sobre el abdomen. Inspire y permita que la región lumbar se arquee de manera natural.

2. Espire, apretando los músculos de las nalgas, basculando la pelvis, y metiendo el abdomen. Empuje suavemente la región lumbar contra la estera. Inspire y suelte.

3. Repita el ejercicio.

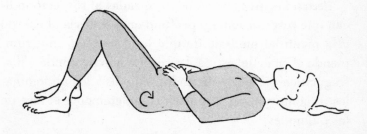

EXPANDIR EL PECHO

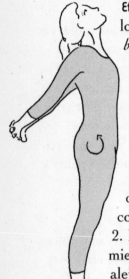

Efectos: este ejercicio incluye elementos de los tres anteriores: *Empujar y apretar los hombros, La montaña y levantar el esternón,* y *Bascular la pelvis*. Si los hombros y el pecho están rígidos, intente agarrar una toalla o cinturón por detrás mientras realiza este ejercicio.

Cómo hacerlo:

1. Permanezca de pie con los pies separados a la misma distancia que las caderas y con las manos agarradas por la espalda.
2. Inspire, levante el esternón hacia el techo mientras aprieta los hombros hacia abajo, alejándolos de las orejas. Espire, estire los codos y comprima suavemente los omóplatos entre sí. Apriete los músculos de las nalgas, bascule la pelvis hacia abajo y meta el abdomen.
3. Inspire, suelte y relaje.

RESPIRACIÓN COMPLETA *(PRANAYAMA)*

Efectos: las investigaciones realizadas al respecto indican que respirar lenta y profundamente envía al cuerpo y la mente el mensaje de que todo va bien, interrumpiendo el ciclo del estrés. La respiración profunda y diafragmática requiere que todos los músculos abdominales se compriman y expulsen completamente el aire de los pulmones.

Cómo hacerlo:

1. Siéntese cómodamente en una silla, o en el suelo en la postura de piernas cruzadas. Mantenga la espalda derecha y el cuello y la cabeza alineados con la columna vertebral.

2. Inspire lentamente por la nariz (¡con la boca cerrada!) hasta contar 4. Permita que el diafragma descienda, expandiendo la caja torácica media, y luego expandiendo la base de los pulmones. Aguante la respiración durante un instante.

3. Espire por la nariz, soltando el aire poco a poco hasta contar 8. Espire primero desde la parte superior de los pulmones, luego desde la mitad de la caja torácica. Contraiga ligeramente los músculos abdominales y expulse todo el aire.

4. Repite 6 veces.

UJJAYI PRANAYAMA

Efectos: la respiración ujjayi es una técnica clásica del pranayama (respiración yóguica), practicada mientras se mantienen las posturas, y que se combina con *El saludo al sol* para unir las posturas y facilitar la concentración, la calma y la meditación.

Cómo hacerlo:

1. Mantenga los labios cerrados, constriñendo la parte de atrás de la garganta, o el glotis (el espacio abierto entre las cuerdas vocales), durante la inspiración y espiración. Eso produce un siseo profundo, como el que se escucha cuando se acerca Darth Vader, el malo de *La guerra de las galaxias*...

2. Si le resulta demasiado difícil, empiece murmurando el sonido *aaah* mientras inspira y espira a través de la boca abierta.

3. A continuación, cierre los labios y respire por la nariz, continuando con el siseo *aaah* desde la parte de atrás de la garganta.

MULA BANDHA

Efectos: mula bandha, o «llave de la raíz», contrae el perineo, o suelo pélvico, que comprende los músculos pubococcígeos entre el recto y los genitales. Eso proporciona conciencia al hondón del cuerpo, reforzando los músculos abdominales, pélvicos y genitales.

Cómo hacerlo:
1. Siéntese bien derecho en una silla o en el suelo, con las piernas cruzadas. Para visualizar dónde se encuentran los músculos pélvicos, imagine que detiene el flujo de la orina. Inspire, luego espire y contraiga esos músculos, tirando hacia la zona genital y llevándolos hacia arriba a través de la columna vertebral. Inspire y suelte los músculos.

2. Aísle el grupo de músculos alrededor del ano. Inspire, luego espire, y contraiga los músculos, tirando de ellos hacia arriba. Inspire y suéltelos.

3. A continuación, combine ambas acciones. Inspire, luego espire y contraiga los músculos del ano y los genitales al mismo tiempo. Inspire y suelte los músculos.

POSTURA DE RELAJACIÓN APOYADA
(*SAVASANA APOYADA*)

Efectos: aumenta la efectividad de las posturas, calma la mente y el sistema nervioso, y ayuda a aliviar el insomnio. Finalice su práctica yóguica con esta postura.

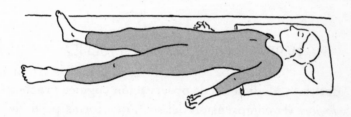

Cómo hacerlo:

1. Tiéndase de espaldas sobre una estera con una manta doblada bajo la cabeza y el cuello. Tal vez quiera colocar una manta doblada adicional o dos por debajo de la espalda.

2. Separe los pies conservando una distancia cómoda. Las manos deben reposar a los lados, con las palmas hacia arriba. Baje los hombros, separándolos de las orejas y comprima ligeramente los omóplatos entre sí. Si se siente incómodo, flexione las rodillas todo lo que necesite, a fin de aliviar el dolor o la incomodidad. Puede que se sienta más cómodo con una manta doblada o una almohada bajo las rodillas.

3. Inspire. Espire, contrayendo las nalgas y empujando la curva de la zona lumbar. Suelte y relaje por completo.

4. Relaje todas las partes del cuerpo. Empiece concentrando su atención en los pies y los dedos de los pies.

Inspire y sugiera a sus pies y dedos que se relajen. Espire y sienta cómo se le relajan los pies y los dedos. Repita este procedimiento de relajación con cada zona del cuerpo, individualmente.

5. Practique la Meditación de observación yóguica (véase a continuación).

6. Relaje todo esfuerzo y descanse en la inmovilidad tanto como desee.

MEDITACIÓN DE OBSERVACIÓN YÓGUICA

Efectos: la Meditación de observación yóguica practica *svadhyaya* (la comprensión del ser), que forma parte de niyama, uno de los ocho miembros del yoga, tal y como aparecen descritos en los *Yoga-sûtras* de Patañjali (véase el Capítulo 1). Esta práctica incluye la autoobservación, que alimenta la introspección, serenidad, y la conexión cósmica, conduciendo finalmente a la unión universal con todo lo que se es.

Cómo hacerlo:

1. Siéntese derecho en una silla con las piernas juntas y los pies reposando sobre el suelo, o bien tendido en la *Relajación apoyada*. Asegúrese de que se encuentra cómodo y relajado en esta postura.

2. Durante varios minutos, o más tiempo, sienta los cambios que tienen lugar externa e internamente en el cuerpo. Observe cómo se siente. ¿Cómo siente la piel? ¿Nota hormigueo? ¿Está caliente? Tras los estiramientos de yoga, sienta y disfrute de la energía y la calidez que fluyen hacia áreas que previamente estaban tiesas a causa de la tensión o la fatiga. Intente relajar cons-

cientemente las zonas que sigan tensas, fatigadas o doloridas.

3. Con tranquilidad, tome nota del fluir de sus pensamientos. ¿Tiene la mente inquieta? ¿Tiene pensamientos negativos? Tranquilice la mente concentrándose en la respiración. Centre su atención en la punta de la nariz. Observe la frescura del aire al fluir en el interior de las fosas nasales, y la calidez del que sale por ellas. Mantenga la atención en la respiración. Si su mente vaga, hágala regresar a la respiración fluyendo hacia el interior y luego hacia el exterior, por las fosas nasales. Esté en el momento.

4. Ahora sustituya sus pensamientos negativos por sugerencias positivas, como palabras, afirmaciones, pensamientos edificantes y oraciones. Inspire amor, luz, energía y sanación con cada célula del cuerpo. Espire toda la negatividad, oscuridad, tensión y fatiga. Descanse el cuerpo y la mente tanto como quiera.

Capítulo 3

Yoga fácil

¿Cree que es demasiado mayor o que no cuenta con la forma física adecuada para iniciar un programa de yoga? Aparte de sí tales pensamientos. Nunca es demasiado tarde para iniciarse en el yoga. La práctica del yoga no tiene por qué resultarle agotadora, privándose así del disfrute de todos sus beneficios. Sea cual sea su edad, tamaño, forma o nivel de forma física, la rutina Yoga fácil descrita en este capítulo le ayudará a mantener la vitalidad, reforzará su inmunidad, y le mantendrá en forma. Tanto si es un principiante absoluto como si ha practicado ejercicio durante años, empezar con esta serie aumentará su fuerza, brío, y confianza, sin esfuerzo ni lesiones. Yoga fácil le enseñará a trabajar en su nivel de forma física y a respetar su propio nivel de habilidad.

El yoga no sólo es para los jóvenes, ni para la gente ultraflexible, aunque los medios de información suelen presentarlo así. Por el contrario, los mayores beneficios del yoga están ahí para quienes más los necesitan. Los adultos más mayores, principiantes o personas que se recuperan de una enfermedad pueden sentirse intimidados por fotografías de practicantes avanzados en posturas muy enrevesadas. La realidad es que muchos de esos ejercicios son sencillos y pueden realizarse sentados en una silla, sofá o cama. A pesar de la edad o el nivel de forma física con que cuenta al principio, podrá ir aumentando de manera gradual y segura la intensidad de sus sesiones de yoga para alcanzar sus objetivos de antienvejecimiento y forma física.

Uno de los indicadores más importantes del nivel general de forma física y vigor juvenil es contar con un buen equilibrio, que suele disminuir con el paso del tiempo. En los adultos más mayores, esta pérdida de equilibrio y flexibilidad puede provocar peligrosas caídas y accidentes graves. Una caída traumática puede desencadenar una serie de sucesos que acaben por limitar la movilidad y libertad del individuo. Hay estudios que han demostrado que la práctica de ejercicios de intensidad baja y moderada, como esta serie de Yoga fácil, puede mejorar el equilibrio y prevenir las caídas. Ejercitándose, personas de incluso 80 y 90 años han recuperado una abanico de movimientos antaño perdidos, libres de dolor.

Yoga en silla

El yoga puede modificarse para todo aquel que tiene dificultades para mantener el equilibrio o que cuenta con una movilidad limitada, articulaciones rígidas, o casi cualquier otro desafío físico. Si tiene dificultades para tenderse o sentarse en el suelo, la serie Yoga fácil puede practicarse en una silla o en el borde de la cama. Con las posturas modificadas para ser ejecutadas en una silla que hallará en este capítulo se puede disfrutar de los mismos beneficios que se obtendrían de las posturas clásicas de yoga.

Vaya realizando la serie lentamente, con seguridad, y con atención. Trabaje las posturas en su nivel de comodidad. No trate de esforzarse ni de forzar el cuerpo de manera que le duela. La práctica del yoga es la antítesis del enfoque «sin dolor, no hay ganancia».

Modificar las posturas

Una vez que se sienta cómodo con el yoga en silla y empiece a ganar fuerza y flexibilidad, tal vez quiera avanzar hacia el siguiente nivel modificando sus posturas de yoga mediante apoyos, como una pared, un cojín, una correa, un cinturón, mantas, bloques de espuma y almohadas o cabezales. Estos soportes ayudan a compensar las limitaciones físicas, como una cierta dificultad al levantar los brazos por encima de la cabeza o sentarse en el suelo. Utilizar apoyos le ayudará a prevenir tirantez muscular, de espalda y rodilla ocasionada por debilidad, falta de flexibilidad y problemas de equilibrio.

Las posturas de pie e invertidas pueden representar un desafío para los principiantes de cualquier edad. Las posturas de pie que hay en este capítulo, como *El árbol modificada*, *La silla modificada*, *El guerrero III modificada*, *Contracción abdominal modificada*, *El bailarín modificada*, desarrollan el equilibrio y la fuerza y pueden practicarse con seguridad con una silla o apoyándose en la pared. Las posturas invertidas, como *El pino* y *La vela*, pueden aumentar el riesgo de lesión vertebral y deben evitarse, pero no obstante se pueden obtener beneficios de la postura invertida mediante una combinación de *El perro mirando hacia abajo con silla* y *El perro mirando hacia arriba con silla*.

Al ir progresando querrá, claro, añadir las series más difíciles que aparecen en el Capítulo 4. Incluyendo gradualmente posturas más difíciles en la práctica y modificando las posturas con apoyos siempre que se necesite, no tardará en darse cuenta de que su cuerpo se ha vuelto más fuerte y flexible, a la vez que usted se ha tornado más tranquilo, ha ganado en confianza y en optimismo.

Series Yoga básico y fácil

Sea cual sea su edad o nivel de forma física, empiece las primeras 2 semanas de práctica con las posturas de Yoga fácil que siguen a continuación, y las de Yoga básico del Capítulo 2. Tenga en cuenta que realizar esta rutina con comodidad pudiera costarle más de 2 semanas, dependiendo de su condición física. Si se siente cómodo y confiado al realizar dichas posturas, continúe con la serie Fuente de juventud que aparece en el Capítulo 4. Si no fuese así, siga con 1.ª y 2.ª semanas hasta que se sienta lo suficientemente fuerte como para continuar.

1.ª semana

Programación de la serie: practique durante 30 minutos, 3 veces a la semana. Realice el Calentamiento con posturas de Yoga básico, continúe con las posturas de Yoga fácil, y luego pase a Calmar, con algunas posturas más de Yoga básico.

Calentamiento
Empujar y apretar los hombros
La montaña y levantar el esternón

Bascular la pelvis
Expandir el pecho

Yoga fácil
Rotación de hombros sentada
Flexión lateral sentada
La rueda sentada
El muñeco de trapo sentado
Torsión sentada
Levantar las piernas sentado
Yoga ocular sentado

Calmar
Mula bandha
Respiración completa
Postura de relajación sentada con meditación yóguica de observación

2.ª semana

Programación de la serie: practique entre 30 y 40 minutos, 4 veces a la semana. Realice el Calentamiento con posturas de Yoga básico, continúe con las posturas de Yoga fácil, y luego pase a Calmar, con algunas posturas más de Yoga básico.

Calentamiento
Empujar y apretar los hombros
La montaña y levantar el esternón
Bascular la pelvis
Expandir el pecho

Yoga fácil
El perro mirando hacia abajo con silla

El perro mirando hacia arriba con silla
El árbol modificada
El guerrero III modificada
Contracción abdominal modificada
El bailarín modificada
La silla modificada

Calmar
Mula bandha
Ujjayi pranayama
Postura de relajación apoyada con meditación yóguica de observación

Posturas de Yoga fácil

ROTACIÓN DE HOMBROS SENTADA

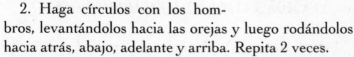

Efectos: relaja la tensión y fatiga en el cuello, los hombros y la región dorsal de la espalda.

Cómo hacerlo:
1. Siéntese derecho en una silla manteniendo las piernas juntas y las plantas de los pies sobre el suelo. Inspire al levantar lentamente ambos hombros hacia las orejas. Espire al soltar los hombros. Repita 3 veces.

2. Haga círculos con los hombros, levantándolos hacia las orejas y luego rodándolos hacia atrás, abajo, adelante y arriba. Repita 2 veces.

3. A continuación, invierta la rotación de los hombros, levantando ambos hacia las orejas y haciéndolos

rodar hacia delante, abajo, atrás y arriba. Repita 2 veces y luego relájelos.

FLEXIÓN LATERAL SENTADA
(NITAMBASANA MODIFICADA)

Efectos: relaja la tensión y fatiga en la parte superior del cuerpo y ayuda a aliviar la tirantez de la región lumbar de la espalda.

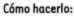

Cómo hacerlo:

1. Siéntese bien derecho en una silla con la planta de los pies en contacto con el suelo. Inspire, levante los brazos por detrás de las orejas, con las palmas de las manos mirándose entre sí. Estire el torso y la caja torácica hacia arriba.

2. Espire, estire hacia la derecha. Meta el abdomen. Mire por debajo del brazo izquierdo. Inspire al regresar al centro. Repetir a la izquierda.

3. Baje los brazos y retorne a una postura sentada relajada.

LA RUEDA SENTADA *(CHAKRASANA MODIFICADA)*

Efectos: aumenta la flexibilidad vertebral, facilita la respiración, tonifica los órganos internos y mejora la postura.

Cómo hacerlo:

1. Siéntese derecho en el borde de una silla con la planta de los pies apoyada en el suelo, las manos descansando en los reposabrazos o ligeramente sobre el asiento de la silla.

2. Inspire y arquéese, levantando el esternón. Levante la barbilla y mire hacia arriba. No se haga crujir el cuello al levantar la barbilla; eche la cabeza hacia atrás sólo tanto como pueda soportar. Mantenga la postura durante 3 respiraciones.

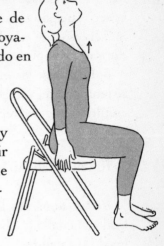

EL MUÑECO DE TRAPO SENTADO
(UTTANASANA MODIFICADA)

Efectos: estira la espalda, tonifica los abdominales, calma los nervios y tranquiliza la mente. Cuando haya acumulado fuerza practique *Extensión frontal intensa modificada* (véase p. 110).

Cómo hacerlo:

1. Siéntese derecho en una silla, con las piernas juntas y la planta de los pies apoyada en el suelo.

2. Inspire. Espire, inclinando los hombros y la columna hacia adelante, vértebra a vértebra. Baje la frente hasta las rodi-

llas, descansando el pecho sobre los muslos mientras los brazos cuelgan al lado de las piernas. Sienta estirarse los músculos de la espalda y los hombros mientras se relaja durante 3 respiraciones.

3. Descanse las manos sobre las rodillas y desenróllese lentamente, vértebra a vértebra, levantando la cabeza en último lugar. Repítalo.

TORSIÓN SENTADA (*BHARADVAJASANA MODIFICADA*)

Efectos: aumenta la flexibilidad en la columna vertebral y el cuello, y libera la tensión y fatiga de los músculos de la espalda.

Cómo hacerlo:

1. Siéntese derecho en una silla, con las piernas juntas y la planta de los pies apoyada en el suelo. Inspire, estire la columna vertebral, y coloque su mano izquierda sobre la rodilla derecha, y la mano derecha en la parte de atrás del respaldo de la silla.

2. Espire y gire lentamente el cuerpo hacia la derecha, primero el abdomen, luego el pecho, los hombros, y finalmente la cabeza, dirigiendo la mirada por encima del hombro derecho. Mantenga caídos los omóplatos y hacia dentro. Mantenga la postura 3 respiraciones.

3. Poco a poco regrese hacia el centro, empezando con el abdomen, luego el pecho, el hombro, la cabeza y los ojos.

4. Repita la torsión hacia la izquierda.

LEVANTAR LAS PIERNAS SENTADO

Efectos: estira piernas y caderas.

Cómo hacerlo:

1. Siéntese derecho en una silla, con las piernas juntas y la planta de los pies apoyada en el suelo. Agárrese ligeramente a los bordes de la silla. Inspire mientras estira la pierna derecha y la levanta. Tire de la rótula hacia arriba para que los músculos del muslo adquieran firmeza. Mantenga durante 4 segundos.

2. Espire mientras baja la pierna derecha hasta el suelo.

3. Repita con la pierna izquierda.

4. Repita una vez de cada lado, hasta un total de 5.

YOGA OCULAR SENTADO

Efectos: los ejercicios de yoga ocular mantienen la fuerza y la salud de los ojos, a la vez que previenen la fatiga ocular. Realice este ejercicio de manera regular; no fuerce los ojos.

Cómo hacerlo:

1. Siéntese cómodamente en una silla, con las piernas juntas y la planta de los pies apoyada en el suelo. Si lleva gafas, asegúrese de quitárselas. Haga círculos con los ojos, lentamente, en el sentido de las agujas del reloj. Levante los ojos hacia arriba, hacia el techo, llévelos todo

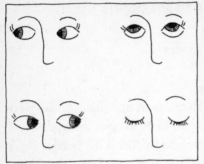

lo posible a la derecha, luego al suelo, y luego a la izquierda, todo lo que pueda. Al hacerlo no deberá forzarse ni sentir dolor.

2. Repita el círculo completo moviendo los ojos en sentido contrario.

3. Repita cada círculo completo (en el sentido de las agujas del reloj y luego al contrario).

4. A continuación, descanse y relaje la vista. Frótese las manos con vigor para calentarlas. Luego pose las manos sobre los ojos durante un minuto. Después, con las yemas de los dedos, masajee suavemente la zona alrededor de los ojos y a lo largo de los pómulos.

RELAJACIÓN SENTADA (SAVASANA MODIFICADA)

Efectos: finalice siempre su práctica yóguica con una postura de *Relajación*. Así aumentará la efectividad de todo lo realizado. Calma la mente y el sistema nervioso y ayuda a aliviar el insomnio. Esta postura es una versión sentada de la postura de *Relajación apoyada*, que se realiza tendido en el suelo.

Cómo hacerlo:
1. Siéntese cómodamente en una silla, con las piernas juntas y la planta de los pies apoyada en el suelo. El cuello y la cabeza deberán estar alineados con su columna vertebral. Cierre los ojos y descanse las manos en el regazo. Respire por la nariz, tranquilo y relajado.

2. Relaje todas las partes del cuerpo. Empiece concentrando su atención en los pies y los dedos de los pies. Inspire y sugiera a sus pies y dedos que se relajen. Espire y sienta cómo se le relajan los pies y los dedos. Repita este procedimiento de relajación con cada zona del cuerpo, individualmente.

3. Practique la *Meditación de observación yóguica*.

4. Relaje todo esfuerzo y descanse en la inmovilidad tanto como desee.

EL PERRO MIRANDO HACIA ABAJO CON SILLA (*ADHO MUKHA SVANASANA MODIFICADA*)

Efectos: estira y refuerza todo el cuerpo, incluyendo los músculos de la espalda y los tendones de la corva, y alivia la rigidez en cuello y hombros. Como postura invertida, *El perro mirando hacia abajo* también mejora la circulación de la sangre hacia la cabeza y la parte superior del cuerpo. Utilizar la silla le ayudará a mantener una alineación adecuada en esta postura, sobre todo si está rígido o débil. Asegúrese de apoyar la silla contra la pared para evitar que se desplace. Al ir adquiriendo fuerza y

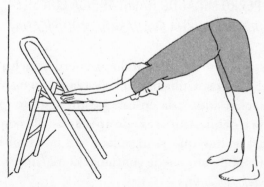

flexibilidad, puede continuar con *El perro mirando hacia abajo con silla*, que sigue a continuación, e intentar *El perro mirando hacia abajo* en el suelo (véase p. 76).

Cómo hacerlo:

1. Ponga las manos en el borde interno del asiento de la silla y retroceda hasta que tenga los brazos estirados y los pies ligeramente más retrasados que las caderas, a una distancia equivalente a la de éstas. Si está muy tieso y el asiento de la silla está demasiado bajo para poder descansar los brazos cómodamente, dele la vuelta a la silla y practique descansando las manos en el respaldo.

2. Estire la columna y los hombros empujando contra la silla, estirando la punta de los dedos hacia adelante y las nalgas hacia atrás. Empuje los talones hacia el suelo. ¡Permanezca en el momento y respire!

3. Salga de la postura flexionando las rodillas y dando un paso hacia adelante con el pie derecho. A continuación dé un paso hacia adelante con el izquierdo y enderécese. Siéntese en la silla si necesita descansar, o continúe con *El perro mirando hacia arriba con silla*.

EL PERRO MIRANDO HACIA ARRIBA CON SILLA
(URDHVA MUKHA SVANASANA MODIFICADA)

Efectos: estira y refuerza todo el cuerpo, incluyendo brazos y hombros. Utilizar la silla le ayudará a mantener una alineación adecuada en esta postura, sobre todo si está rígido o débil. Asegúrese de apoyar la silla contra la pared para evitar que se desplace. Al ir adquiriendo fuerza y flexibilidad, puede continuar con *El perro mirando hacia abajo con silla*.

Cómo hacerlo:

1. Empiece con *El perro mirando hacia abajo con silla*. Ponga las manos en el borde interno del asiento de la silla y retroceda hasta que tenga los brazos estirados y los pies ligeramente más retrasados que las caderas, a una distancia equivalente a la de éstas.

2. Empuje en el asiento y eche su peso hacia adelante, sobre los brazos, mientras levanta los talones del suelo. Enderece los brazos, empuje los hombros hacia abajo, alejándolos de las orejas, y empuje los omóplatos hacia el suelo. Abra el pecho y levante el esternón. ¡Permanezca en el momento y respire!

3. Salga de la postura volviendo a descansar los talones en el suelo, flexionando las rodillas y dando un paso hacia adelante con el pie derecho. A continuación dé un paso hacia adelante con el izquierdo y enderécese. Siéntese en la silla si necesita descansar.

EL ÁRBOL MODIFICADA *(VRKSASANA MODIFICADA)*

Efectos: mejora el equilibrio, refuerza las piernas y aumenta la flexibilidad en caderas e ingle. Un cinturón o correa le ayudará a evitar que el pie le resbale y a mantener las caderas abiertas. Al ir cobrando fuerza y aumentar el equilibrio y la confianza, puede practicar sin el cinturón.

Cómo hacerlo:

1. Flexione la pierna derecha y átese un cinturón o correa alrededor del muslo y el tobillo derechos, sosteniendo el extremo del cinturón con la mano derecha. Con la mano izquierda agárrese a una silla o apóyese en la pared. Coloque la planta del pie derecho en la parte superior de la cara interna del muslo izquierdo, situando el pie todo lo arriba de la pierna posible. Empuje la rodilla derecha hacia atrás, intentando alinearla con la cadera derecha.

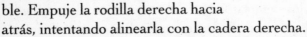

2. Mire un punto en el suelo, pero mantenga los ojos entreabiertos. Respire con suavidad.

3. Una vez que pueda mantener el equilibrio, levante la mano izquierda unos cuantos centímetros de la silla. Mantenga la postura durante 3 o 4 respiraciones. No abandone, aunque se tambalee o vacile. Si así fuese, apóyese en la silla o la pared para recuperar el equilibrio antes de volver a intentarlo.

4. Baje lentamente el pie derecho, permitiendo que la correa deje resbalar la pierna (controle el movimiento). Permanezca de pie, con ambos pies firmemente enraizados.

5. Repita del otro lado.

EL GUERRERO III MODIFICADA
(*VIRABHADRASANA III MODIFICADA*)

Efectos: mejora el equilibrio y el vigor, refuerza las piernas, y tonifica
las caderas y los abdo-
minales.

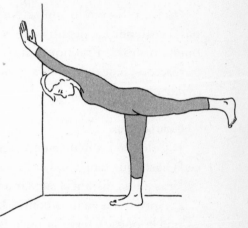

Cómo hacerlo:

1. Permanezca de pie
con las piernas muy jun-
tas, en la postura de *La
montaña*, a un medio me-
tro de la pared. Inclínese
hacia adelante y coloque ambas manos sobre la pared,
por encima de los hombros, manteniendo una distancia
entre sí similar a la existente entre los hombros. Apriete
los omóplatos hacia abajo mientras empuja la pared con
las manos.

2. Espire y levante lentamente la pierna izquierda por
detrás. Estire la pierna izquierda tirando hacia fuera a
través del talón. Mantenga estirada la pierna derecha y
bien enraizada en el suelo. Mire un punto en el suelo, pero mantenga los ojos entreabiertos. Respire lentamente.

3. Regrese a la postura de *La montaña*. Repita, levantando la pierna contraria. Al ir adquiriendo fuerza y
confianza dejará de necesitar la pared para mantener el
equilibrio, pudiendo disponer del espacio suficiente para estirar ambos brazos por delante sin tocar la pared.
Mire las manos estiradas.

CONTRACCIÓN ABDOMINAL MODIFICADA
(UDDIYANA BANDHA MODIFICADA)

Efectos: refuerza los músculos del estómago para ayudar a sostener las posturas de equilibrio y mantener una buena postura. Practíquela con el estómago vacío. Asegúrese de colocar la silla apoyada contra la pared para evitar que resbale.

Cómo hacerlo:

1. Coloque las manos en el respaldo de la silla y retroceda hasta que tenga los brazos estirados y los pies bajo las caderas a una distancia similar a la existente entre éstas.

2. Apriete las manos contra la silla y espire con fuerza por la boca. Cierre la boca y acerque la barbilla a la garganta. Mantenga la espiración y meta el abdomen como si quisiera tocar la columna vertebral, echándolo también hacia arriba, hacia el plexo solar.

3. Mantenga la postura hasta que necesite espirar; luego relaje los abdominales e inspire lentamente.

4. Repita.

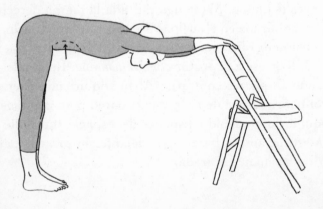

EL BAILARÍN MODIFICADA
(*NATARAJASANA MODIFICADA*)

Efectos: estira los músculos cuádriceps, refuerza la pierna que está estirada, y mejora el equilibrio. Practique mientras se sostiene con la pared o en una silla.

Cómo hacerlo:

1. Sosténgase reposando la mano izquierda sobre el respaldo de una silla o contra la pared. Flexione la rodilla derecha y agárrese el tobillo derecho con la mano derecha.

2. Aumente el estiramiento tirando del pie derecho por detrás, hacia arriba.

3. Al ir adquiriendo fuerza y equilibrio podrá ir levantando el brazo izquierdo y elevar la mirada hacia los dedos. Mantenga las postura 10 segundos.

4. Repita del otro lado.

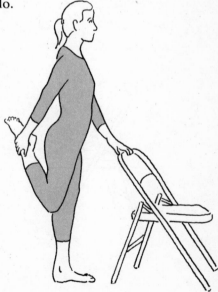

LA SILLA MODIFICADA (*UTKATASANA MODIFICADA*)

Efectos: refuerza la parte inferior del cuerpo y mejora el equilibrio.

Cómo hacerlo:

1. Permanezca de pie por delante de una silla, con los pies separados a la misma distancia que las caderas. Inspire y adopte la postura de oración con las manos. Espire, meta el abdomen, y acuclíllese poco a poco, hasta que la cara posterior de los muslos toque el asiento de la silla.

2. Utilice la fuerza de las piernas para incorporarse poco a poco hasta volver a estar de pie.

3. Siéntese en la silla si necesita descansar.

4. Al ir adquiriendo fuerza y confianza puede acuclillarse sin silla.

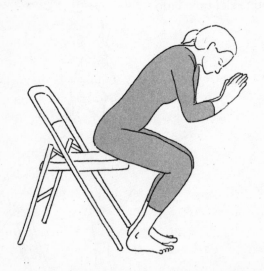

Capítulo 4

Yoga fuente de juventud

Los investigadores han descubierto que la práctica regular de ejercicio, incluida la del yoga, es esencial para disfrutar de una vida larga y saludable. Cada vez existen más evidencias de que muchas de las enfermedades que se consideran como pertenecientes a una determinada edad, como las cardíacas, la hipertensión, la diabetes, el cáncer, y la osteoporosis, así como la pérdida de memoria, no tienen por qué estar inevitablemente vinculadas al proceso de envejecimiento, sino que más bien son el resultado de la inactividad física. Aunque no existe ninguna pastilla mágica para detener los efectos del paso del tiempo, uno puede controlar su propio destino gracias a estas posturas de yoga y demorar la mayoría, si no todos, de los procesos de deterioro asociados con la edad.

La longevidad es el tema más caliente del nuevo milenio, ya que los millones de personas nacidas entre el fin de la segunda guerra mundial y la década de 1960 (los *baby boomers*, en inglés) celebran sus primeros cumpleaños de la cincuentena. Esas personas están ahora descubriendo que el ejercicio no trata únicamente de la apariencia, sino que es la mejor —y más segura— defensa contra los efectos del envejecimiento en esta era de vidas largas. Para el año 2030, una de cada cinco personas en Estados Unidos tendrá más de 65 años, y para el 2050 casi dos mil millones de personas en este planeta tendrán al menos 60 años. Los científicos creen que con ejercicios, los avances médicos, y estilos de vida más sanos, muchos de nosotros alcanzaremos los 100 años de edad. Aunque todavía estamos lejos de alcanzar los 969 del patriarca Matusalén, las vidas más largas y sanas ya son una realidad del presente.

Sea cual fuere su edad, debería comenzar ahora con la serie Yoga fuente de juventud para facilitar un envejecimiento saludable. Si está en la veintena o treintena, probablemente el envejecimiento no será una de sus principales preocupaciones. Pero no se engañe. Los malos hábitos, como hacer poco o ningún ejercicio, dormir poco, alimentarse a base de comida basura, beber en exceso, o fumar, se cobrarán un precio en términos de salud, tanto interna como externa, que pagará al alcanzar la cuarentena. Ahora es el mejor momento para lograr una forma física óptima y mejorar la calidad de su vida actual y de las décadas venideras. Si se ejercita regular e intensamente en las primeras etapas de la vida, no deberá esforzarse mucho para mantener un buen nivel general de forma física al hacerse mayor. Ya en la treintena empiezan a aparecer las señales del envejecimiento, que se traducen en cambios del metabolismo, niveles hormonales y en la masa corporal, así como en una disminución de la capacidad aeróbica, fuerza y flexibilidad. ¡Pero no se desespere! Practicar yoga puede retrasar e incluso invertir todos esos deterioros a cualquier edad.

Muévalo o piérdalo

Cuando se trata de envejecer, existe cierta verdad en el dicho: «Muévalo o piérdalo». Algunas personas se obstinan en creer que al llegar a cierto punto lo mejor es tomárselo todo con calma al envejecer, es decir, dejar de hacer ejercicio. ¡Craso error! Aunque tal vez no pueda trabajar con tanta intensidad al llegar a la sesentena como cuando tenía 40 años, practicar yoga a cualquier edad puede ayudarle a mejorar y mantener su nivel de forma física y bienestar.

Si no puede hallar un espacio de 30 minutos de tiempo libre para ejercitarse, o el pensar en hacer *jogging* hace que le duelan las rodillas, o si le aburre la rueda de andar, no abandone. Esta serie de Yoga fuente de juventud incluye los resultados de importantes y recientes estudios que demuestran que con sólo tres intervalos de 10 minutos de práctica aeróbica moderada al día se puede mejorar la forma física general. Según las recomendaciones de los expertos médicos, entre 20 y 30 minutos de actividad moderada a lo largo del día, 3 veces a la semana, recompensa con una larga lista de beneficios.

Entre las actividades físicas moderadas pueden incluirse el caminar vigorosamente, el subir escaleras, la bicicleta estática, y el yoga ashtanga vinyasa. Una de las equivocaciones respecto al yoga es que no proporciona una práctica cardiovascular. No obstante, una práctica vigorosa de yoga ashtanga vinyasa, como *El saludo al sol* que viene a continuación, puede resultar tan efectiva como muchas actividades aeróbicas a la hora de fomentar la salud cardiovascular, mantener el poder cerebral, disminuir el riesgo de cáncer, reforzar huesos y músculos, fortalecer la función del sistema inmunitario, ayudar en el control del peso, y mantener una piel con aspecto juvenil.

En el estilo ashtanga de yoga practicamos *vinyasa*, un fluido continuo de posturas. El ashtanga vinyasa cuenta con las misma posturas que el hatha yoga, diferenciándose en que todas ellas están encadenadas y sincronizadas con la respiración. Las posturas de ashtanga vinyasa se realizan una tras otra, de manera que uno se está moviendo continuamente entre posturas. El resultado es una sana práctica cardiovascular, con una mezcla perfecta de flexibilidad, fuerza y condición aeróbica.

Yoga para la salud del corazón

Dean Ornish, un profesor de Medicina Clínica de la Universidad de California, en San Francisco, y fundador del Centro Osho de Medicina Internacional, ha demostrado científicamente que los cambios de conjunto en el estilo de vida, incluida la práctica del yoga, puede invertir incluso graves enfermedades coronarias sin medicamentos o cirugía. Este tratamiento no quirúrgico e innovador aparece descrito en su libro *Dr. Dean Ornish's Program for Reversing Heart Disease* (Random House, 1990), e incluye hatha yoga, meditación, ejercicios aeróbicos, y una dieta vegetariana baja en grasas. El programa del doctor Ornish ha demostrado ser una defensa cardíaca tan buena —las enfermedades cardíacas son la primera causa de muerte tanto de hombres como de mujeres en Estados Unidos— que algunas compañías de seguros médicos reembolsan a los asegurados que lo practican.

Los beneficios preventivos del yoga están confirmados a través de una plétora de servicios sanitarios, hospitales y compañías de seguros. Mehmet Oz, cirujano cardíaco y autor de *Healing from the Heart* (Dutton, 1998), es cofundador del Centro de Cuidados Complementarios del Hospital Presbiteriano de Nueva York, que ofrece yoga, meditación, visualizaciones, masaje y toque terapéutico. El doctor Oz anima a sus pacientes cardíacos a practicar estas terapias psicofísicas antes y después de ser sometidos a operaciones de *bypass*, y a dichos pacientes se les suele realizar un seguimiento a base de estudios mediante pruebas clínicas. Las principales instituciones médicas de Estados Unidos han ido creando sus propios programas de medicina complementaria, que ofrecen medicina psicofísica, incluyendo yoga y meditación.

Diversos estudios han demostrado que la actividad física moderada, como *El saludo al sol* yóguico, refuerza el músculo cardíaco y hace que el oxígeno sea bombeado de manera más eficaz a través del sistema circulatorio hasta los tejidos. El Informe General Médico sobre Actividades Físicas y Salud de 1996 concluía que, además de fortalecer el corazón, el ejercicio aeróbico beneficia prácticamente a todos los órganos y sistemas del cuerpo.

Yoga para la salud cerebral

En contra de la creencia popular, la pérdida de memoria no es una señal normal de envejecimiento. Con la ayuda de ejercicios aeróbicos, como *El saludo al sol*, hacerse mayor no tiene por qué implicar un declive de la función cerebral. Dharma Singh Khalsa, autor de *Brain Longevity* (Warner Books, 1997) y director de la Fundación para la Prevención del Alzheimer de Tucson, Arizona, EE.UU., recomienda un programa de longevidad cerebral que incluye ejercicios aeróbicos, una dieta sana, y suplementos nutricionales reforzantes del cerebro a fin de optimizar el poder mental, mejorar la memoria, reducir el riesgo de mal de Alzheimer, y ayudar a prevenir la pérdida de memoria relacionada con la edad. Uno de los importantes beneficios de la actividad física es que aumenta la circulación sanguínea en el cerebro, ayudando a mantener el poder cerebral y la memoria, y estimulando la memoria y la atención. Existen evidencias científicas acerca de que quienes se ejercitan son los que menos deterioro mental sufren.

La fuerza muscular del yoga

La serie Yoga fuente de juventud también ayuda a reforzar y conservar la musculatura, a la vez que mejora el equilibrio y la coordinación. Todo ello cobra gran importancia al ir haciéndose mayores, ya que tanto hombres como mujeres pierden hasta un 30 % de masa muscular entre los 20 y los 70 años. La manera de andar vacilante y tambaleante de los ancianos está a veces provocada por una pérdida de musculatura y es señal de mioatrofia, una condición tratable. La mioatrofia puede invertirse mediante ejercicios que combinan actividades aeróbicas con otros de sostenimiento de peso, como los que aparecen en Yoga fuente de juventud.

La pérdida de masa muscular relacionada con la edad también aumenta el riesgo de obesidad al irnos haciendo mayores. A su vez, la obesidad aumenta la posibilidad de contraer enfermedades que acortan la vida, como las cardíacas, diabetes, presión alta, y algunos tipos de cáncer. Como los músculos queman más calorías que grasas, cuanto más en forma se está, más calorías quema el cuerpo en reposo. No obstante, con el envejecimiento, el metabolismo (el ritmo al que el cuerpo quema calorías) disminuye al menguar la masa muscular, facilitando el aumento de peso. A fin de compensar esta desaceleración metabólica necesitamos consumir menos calorías y aumentar la actividad física.

El saludo al sol es una mezcla perfecta de ejercicio aeróbico y de sostén de peso. Posturas de yoga como *El perro mirando hacia abajo, La tabla* y *La tabla modificada* requieren que se sostenga el peso del cuerpo con los brazos o piernas mientras se pasa de una postura a otra. Los beneficios de este trabajo muscular aumentan al ir cobrando fuerza y poder mantener las posturas durante más tiempo.

Cabeza abajo

A través de los milenios, los gurus y practicantes yóguicos han fomentado las posturas invertidas —ponerse cabeza abajo— a fin de retrasar e incluso invertir el proceso de envejecimiento. La tradición de yoga tántrico enseña que *amrita*, el néctar de la inmortalidad, reside en el séptimo chakra, en el interior del cráneo. Ejecutar posturas invertidas como *El pino*, estimula la liberación de amrita, que se filtra por el cuerpo y es absorbido por el torso cuando uno sale de la postura. Se cree que esta liberación de amrita fomenta la salud perfecta y que previene el envejecimiento.

Aunque no existen estudios científicos que demuestren la existencia de amrita, sabemos que las glándulas pituitaria y pineal, responsables de las hormonas del crecimiento y del sexo, están situadas en el centro del cráneo. Es posible que dichas glándulas sean estimuladas para liberar sus hormonas cuando el cuerpo se halla en postura invertida.

Lo que sí que se comprende mejor es que cuando uno se pone cabeza abajo aumenta la circulación sanguínea hacia la parte superior del cuerpo y el cerebro. Las posturas invertidas de yoga, como *La vela con apoyo, La postura de tranquilidad, El arado con apoyo, La media parada de cabeza* y la postura *Levantar las piernas sentado*, cuentan con múltiples beneficios para la salud. El incremento de flujo sanguíneo hacia el corazón puede reducir los niveles de presión sanguínea al ayudar a reajustar los reflejos reguladores de la presión. Los pulmones, la garganta, los senos nasales y la tiroides también se benefician de una mejora de la circulación.

Muchas de las personas nacidas entre el final de la segunda guerra mundial y la década de 1960 se han volcado en las cremas antioxidantes y de retina-A, así como en la cirugía estética para combatir los signos más visibles del envejecimiento. No obstante, las posturas invertidas del yoga son un método más natural y menos caro para lograr un aspecto juvenil y una piel luminosa. Estas posturas aumentan la circulación sanguínea en la superficie de la piel; la sangre transporta nutrientes que retrasan la degeneración de las células dérmicas y del colágeno.

Antes de comenzar

- Si está justo comenzando un programa de forma física, ajústese de manera cómoda y gradual a la frecuencia y duración de los ejercicios recomendados en la siguiente serie.
- Ejecute los vinyasas lentamente, según sus propias capacidades. Nunca debe perder el resuello o sentir dolor. Ponga atención a las señales que le envíe

el cuerpo y que pudieran indicar esfuerzo excesivo, como golpeteo en el pecho, vértigo, mareo, sudar con profusión, o la incapacidad de mantener una conversación normal. Si se manifiesta alguno de esos síntomas lo que se impone es reducir el ritmo. Si los síntomas persisten, consulte a su médico.

- Consulte siempre a su médico antes de iniciar cualquier nuevo programa de ejercicios.

Planificación de su serie de 4 semanas de Yoga fuente de juventud

Elija una de las tres series siguientes de Yoga fuente de juventud para obtener el máximo de beneficios longevos. Las vinyasas que aparecen en este capítulo incluyen *El saludo al sol* y posturas invertidas para los niveles de principiante, intermedio y mantenimiento. Puede empezar con la serie Yoga fuente de juventud tras practicar las series de Yoga básico y Yoga fácil, que aparecen en los Capítulos 2 y 3 durante 2 semanas. Tenga en cuenta que realizar esta rutina con comodidad pudiera costarle más de 2 semanas, dependiendo de su condición física. Si se siente cómodo y confiado al realizar dichas posturas, continúe con la serie Fuente de juventud.

Al progresar del nivel principiante al de mantenimiento a lo largo de un período de meses, irá aumentando su práctica yóguica de 30 a 60 minutos al día, de 3 a 5 días a la semana. Para obtener beneficios longevos adicionales, puede añadir la serie Yoga para la espalda, o la serie 10 minutos de alivio yóguico, o la serie Yoga para el vigor sexual a su práctica, tal y como aparecen descritas en los Capítulos 5, 6, 7.

Mientras practique el primer ciclo de vinyasas, puede sentirse agarrotado y torpe. Pero en el segundo o tercer ciclo, los movimientos empiezan a fluir con más facilidad y el ritmo de la respiración se tornará más natural.

Al practicar los vinyasas, concéntrese no sólo en cada postura, sino también en el uso de la respiración. La respiración une las posturas en la práctica vinyasa y energetiza el ejercicio aeróbico. Durante la práctica de la serie Yoga fuente de juventud, mantenga una respiración profunda y rítmica, sincronizando el flujo de posturas de yoga con la inspiración y espiración. Una buena regla a seguir es inspirar al doblarse hacia atrás y espirar durante la postura hacia adelante. La respiración ujjayi es una técnica clásica de pranayama (respiración yóguica) que a menudo se vincula con vinyasa. Durante la respiración ujjayi mantenga un ritmo respiratorio regular y controlado (véase el Capítulo 2, «Antes de empezar»).

La completa serie de yoga vinyasa y la potente combinación de estiramientos con ejercicios para obtener fuerza y equilibrio tendrá como resultado beneficiosas mejoras físicas en poco tiempo. La columna vertebral se tornará más flexible y los tendones de la corva, normalmente tiesos, empezarán a soltarse, a la vez que el cuerpo se tonifica, gana firmeza y se refuerza.

Planificación de la serie Yoga fuente de juventud

1. SERIE FUENTE DE JUVENTUD, NIVEL PRINCIPIANTE

Tras practicar las series Yoga básico y Yoga fácil que aparecen en los Capítulos 2 y 3 durante 2 semanas, los principiantes deben empezar con esta serie. Después de finalizar este plan de 4 semanas, se puede empezar con la serie Yoga fuente de juventud nivel intermedio. Tenga en cuenta que realizar esta rutina con comodidad pudiera costarle más de 4 semanas, dependiendo de su condición física. No se preocupe, y tómese el tiempo necesario antes de pasar a la práctica intermedia.

Para obtener beneficios longevos adicionales, puede añadir la serie Yoga para la espalda, o la serie 10 minutos de alivio yóguico, o la serie Yoga para el vigor sexual a su práctica, tal y como aparecen descritas en los Capítulos 5, 6 y 7.

1.ª y 2.ª semanas

Programación de la serie: practique *El saludo al sol* 3 días a la semana durante 20 minutos, seguidos de 10 minutos de posturas invertidas y Calmar.

Calentamiento: ejecute *El saludo al sol* una vez, lentamente, manteniendo cada postura durante 5 respiraciones.

El saludo al sol: ejecute 4 repeticiones de *El saludo al sol*, manteniendo cada postura durante 3 respiraciones.

Posturas invertidas:
Invertida con apoyo
El puente con correa

Calmar
Relajación apoyada

3.ª y 4.ª semanas

Programación de la serie: practique *El saludo al sol* 3 días a la semana durante 30 minutos, seguidos de 10 minutos de posturas invertidas y Calmar.

Calentamiento: ejecute *El saludo al sol* una vez, lentamente, manteniendo cada postura durante 5 respiraciones.

El saludo al sol: ejecute 6 repeticiones de *El saludo al sol*, manteniendo cada postura durante entre 1 y 3 respiraciones.

Posturas invertidas:
Invertida con apoyo
El pez modificada (p. 153)

Calmar
Relajación apoyada

2. SERIE FUENTE DE JUVENTUD, NIVEL INTERMEDIO

Empiece esta serie Fuente de juventud, nivel intermedio, tras practicar la serie de nivel principiante Tenga en cuenta que realizar esta rutina con comodidad pudiera costarle más de 4 semanas, dependiendo de su condición física. No se preocupe, y tómese el tiempo necesario antes de pasar a la práctica de mantenimiento.

Para obtener beneficios longevos adicionales, puede añadir la serie Yoga para la espalda, o la serie 10 minutos de alivio yóguico, o la serie Yoga para el vigor sexual a su práctica, tal y como aparecen descritas en los Capítulos 5, 6 y 7.

1.ª y 2.ª semanas

Programación de la serie: practique *El saludo al sol* 4 días a la semana durante 30 minutos, seguidos de 10 minutos de posturas invertidas y Calmar.

Calentamiento: ejecute *El saludo al sol* una vez, lentamente, manteniendo cada postura durante 5 respiraciones.

El saludo al sol: ejecute 6 repeticiones de *El saludo al sol*, manteniendo cada postura durante 3 respiraciones.

Posturas invertidas:
Invertida con apoyo
El pez modificada

Calmar
Relajación apoyada

3.ª y 4.ª semanas

Programación de la serie: practique *El saludo al sol* 5 días a la semana durante 30 minutos, seguidos de 10 minutos de posturas invertidas y Calmar.

Calentamiento: ejecute *El saludo al sol* una vez, lentamente, manteniendo cada postura durante 5 respiraciones.

El saludo al sol: ejecute 6 repeticiones de *El saludo al sol*, manteniendo cada postura durante entre 1 y 3 respiraciones.

Posturas invertidas:
La media parada de cabeza
El arado con apoyo

Calmar
Relajación apoyada

3. SERIE FUENTE DE JUVENTUD, NIVEL MANTENIMIENTO

¡Felicidades! Una vez llegados a este punto querrá decir que ya dominará las series Yoga fuente de juventud, niveles principiante e intermedio. Ejecute esta serie Fuente de juventud, nivel mantenimiento, para continuar acumulando y manteniendo beneficios relativos a longevidad, fuerza, forma cardiovascular, y flexibilidad.

Para obtener beneficios longevos adicionales, puede añadir la serie Yoga para la espalda, o la serie 10 minutos de alivio yóguico, o la serie Yoga para el vigor sexual a su práctica, tal y como aparecen descritas en los Capítulos 5, 6 y 7.

1.ª semana y después

Programación de la serie: practique *El saludo al sol* 5 días a la semana durante 30 minutos, seguidos de 10 minutos de posturas invertidas y Calmar. Si tiene un horario ocupado, puede dividir esta rutina. Por ejemplo, puede practicar *El saludo al sol* durante 15 minutos por la mañana, junto con Calmar, y luego otros 15 minutos por la noche, con 10 minutos de posturas invertidas y luego Calmar.

Calentamiento: ejecute *El saludo al sol* una vez, lentamente, manteniendo cada postura durante 5 respiraciones.

El saludo al sol: ejecute 6 repeticiones de *El saludo al sol*, manteniendo cada postura durante entre 1 o 3 respiraciones.

Posturas invertidas:
Invertida con apoyo

El puente con correa
La vela apoyada en la pared
Postura de tranquilidad
La media parada de cabeza
El arado con apoyo

Más:
El pez modificada

Calmar
Relajación apoyada

EL SALUDO AL SOL
(SURYA NAMASKAR)

Esta antigua y clásica rutina yóguica se ejecuta tradicionalmente al amanecer, pero claro está, puede practicarse a cualquier hora del día, y en sí misma es una serie completa para el cuerpo y la mente.

1. La montaña *(tadasana)*: permanezca de pie, con los pies juntos, las piernas estiradas, las rótulas apretadas y estiradas hacia arriba, el peso distribuido de manera regular, y las manos en la postura de oración frente al centro del corazón. Bascule la pelvis por debajo, metiendo el abdomen y con los hombros relajados y caídos, alejados de las orejas. Levante el esternón hacia el techo.

2. Flexión hacia atrás: inspire y levante los brazos en forma de V por encima de la cabeza. Apriete las nalgas con firmeza para proteger la región lumbar de la espalda, elevando el pecho hacia el techo, y doblándose hacia atrás. Mantenga durante 3 segundos.

3. Flexión hacia adelante *(uttanasana)*: espire, extendiendo los brazos hacia adelante y flexionando el torso hacia adelante a partir de las caderas, metiendo el abdomen. Flexione ligeramente las rodillas. Relaje el rostro, la cabeza, el cuello, y los hombros hacia el suelo, y baje el pecho hasta tocar los muslos. Ponga las manos en el suelo, con los dedos de éstas en línea con los de los pies.

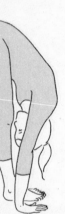

4. Zancada izquierda *(anjaneyasana)*: inspire, flexionando ambas rodillas y manteniendo ambas palmas planas junto a los pies. Lleve el pie derecho hacia atrás, acercando la rodilla derecha al suelo. Estire la barbilla hacia el techo. La rodilla izquierda debe hallarse directamente por encima del tobillo izquierdo (por ejemplo, perpendicular al suelo).

5. La tabla *(chaturanga dandasana)*: espire, retrasando la pierna izquierda para unirla a la derecha, y estire los brazos, como haría al comienzo de una flexión. Mantenga el

cuerpo derecho, con las piernas y los brazos estirados y la cabeza en línea con la columna vertebral. Meta el estómago. Mantenga la
postura entre 1 y 2 respiraciones.

**6. La tabla modificada
(*chaturanga danda-
sana modificada*):** es-
pire, flexione y baje las rodillas, el pecho y la barbilla
hasta tocar el suelo. Las caderas están levantadas y el
abdomen metido. Esta postura es similar a una flexión femenina modificada. Mantenga los codos cerca

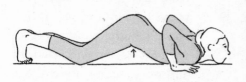

del cuerpo. Si le re-
sulta demasiado di-
fícil, adopte *La ta-
bla* para colocar el
cuerpo plano, boca
abajo, en el suelo.
A continuación pase a la postura modificada de la flexión femenina.

7. La cobra (*bhujangasana*): inspire, levantando la frente, la barbilla y el pecho mientras arquea la columna. Las
caderas reposan en el suelo. Los codos deben estar ligeramente flexionados y cerca del cuerpo. Hay que empujar los hombros hacia abajo y alejarlos de las orejas.
Bascule la pelvis hacia abajo para proteger la
región lumbar. Mantenga la postura durante
varias respiraciones.

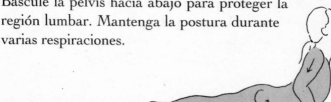

8. El perro mirando hacia abajo (*adho mukha svanasana*): espire, levantando las caderas hacia arriba y atrás a la vez que convierte su cuerpo en una V invertida. Mantenga estirados brazos y piernas y empuje los talones hacia el suelo. Los hombros, empujando hacia abajo, alejados de las orejas.

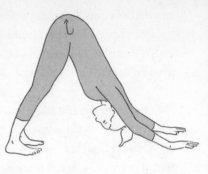

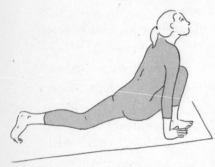

9. Zancada derecha (*anjaneyasana*): inspire, echando hacia adelante el pie derecho y situándolo entre ambas manos, con los dedos de pies y manos alineados. Mire hacia arriba, levantando la barbilla, con las palmas de las manos apoyadas en el suelo, y la rodilla izquierda en el suelo.

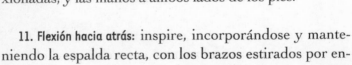

10. La pinza (*uttanasana*): espire, empujando con los dedos del pie izquierdo para adelantar dicho pie y unirlo al derecho. La parte superior del cuerpo se pliega hacia adelante desde las caderas, con las rodillas ligeramente flexionadas, y las manos a ambos lados de los pies.

11. Flexión hacia atrás: inspire, incorporándose y manteniendo la espalda recta, con los brazos estirados por en-

cima de la cabeza y las rodillas ligeramente flexionadas. Espire y apriete las
nalgas con firmeza. Inspire, manteniendo
la cabeza entre los brazos; levante el esternón hacia el techo y arquee la espalda hacia
atrás. Mantenga por espacio de
3 segundos.

12. La montaña *(tadasana)*: espire; regrese a la postura de pie y
junte las palmas de las manos. Respire unas cuantas
veces, inspirando luz y energía, y espirando tensión y fati-
ga. Repita los pasos 2 a 12 con la otra pierna, echando hacia atrás la pierna izquierda
en el paso 4, y luego hacia adelante en el paso 9, para completar el ciclo.

Posturas invertidas de Yoga fuente de juventud

INVERTIDA CON APOYO (*VIPARITA KARANI MODIFICADA*)

Efectos: es una manera segura y sencilla de aprovechar
todos los beneficios de una postura invertida. Mejora la
circulación en la parte superior del cuerpo y el cerebro,
calmando la mente. Cuando se adquiera más fuerza, flexibilidad y confianza, pasar a *La vela apoyada en la pared* y
La postura de tranquilidad.

Cómo hacerlo:

1. Siéntese en el suelo junto a la pared, con un hombro todo lo cerca de la pared como le resulte posible. Las rodillas están flexionadas.

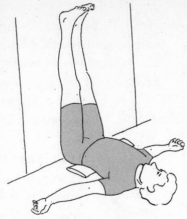

2. Gire y lleve ambas piernas contra la pared, apoyándolas a lo largo, mientras usted queda tendido de espaldas en el suelo. Estire las piernas sobre la pared y los brazos a los lados, manteniendo las nalgas en contacto con la pared. Respire con comodidad, y permanezca en esta postura durante 1 minuto.

3. Si tiene tiesos y rígidos los tendones de la corva, flexione un poco las rodillas. Si siente incomodidad en la región lumbar de la espalda, los hombros o el cuello, coloque una manta o toalla doblada debajo.

4. Salga de la postura flexionando las rodillas, volviéndose hacia un lado y sentándose poco a poco.

LA VELA APOYADA EN LA PARED
(SARVANGASANA CON APOYO)

Efectos: esta versión simplificada y con apoyo de *La vela* completa, conocida como la «Reina de los asanas», le proveerá con todos sus beneficios antienvejecimiento a la vez que le tonifica y refuerza todo el cuerpo. Practique con una manta doblada situada a unos 15 cm de la pared. A continuación de esta postura ejecute siempre *El pez* (véase *El pez modificada*, p. 153).

Cómo hacerlo:

1. Siéntese sobre la manta doblada, con el costado tan cerca de la pared como sea posible y las rodillas dobladas.

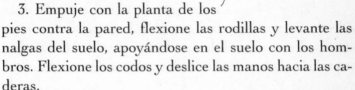

2. Gírese y levante ambas piernas por la pared, mientras está tendido en el suelo de espaldas, con los hombros sobre los dobleces de la manta. Estire las piernas por la pared, manteniendo las nalgas junto a la pared.

3. Empuje con la planta de los pies contra la pared, flexione las rodillas y levante las nalgas del suelo, apoyándose en el suelo con los hombros. Flexione los codos y deslice las manos hacia las caderas.

4. Abra el pecho estirando los codos hacia atrás, paralelos entre sí, en dirección a la pared. Respire con comodidad y permanezca en esta postura entre 30 y 60 segundos.

5. Salga de la postura bajando las caderas lentamente y con control, hasta reposarlas en la manta, volviéndose de costado y sentándose.

POSTURA DE TRANQUILIDAD
(SALAMBA SARVANGASANA MODIFICADA)

Efectos: una vez que acumule confianza y fuerza ejecutando *La vela apoyándose en la pared*, intente esta variación de *La media vela*. A fin de protegerse el cuello, practique sobre una manta o toalla cuidadosamente doblada, con

los hombros a 8 o 10 cm del
borde del doblez y la cabeza sobre el suelo. A con-
tinuación, siga siempre
con *El pez* (véase *El pez
modificada*, p. 153).

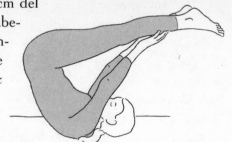

Cómo hacerlo:

1. Tiéndase de espaldas,
con los pies juntos, y las manos a
los lados. Inspire y levante las piernas estiradas hacia el techo.

2. Espire y levante las caderas del suelo, utilizando
las manos para empujar. Sosténgase la pelvis colocando las manos ahuecadas alrededor de las caderas, con
los codos juntos. Mantenga las piernas estiradas en un
ángulo de 45 grados.

3. Aparte los codos del suelo, sitúe las manos sobre
los muslos, rodillas, o espinillas, y estabilícese sobre los
hombros.

4. Mantenga este equilibrio durante entre 30 y 60 segundos. Respire con naturalidad.

5. Para salir de la postura, flexione ambas rodillas hacia la frente y lleve las manos al suelo. Lentamente y con
control, devuelva las caderas al suelo. Estire las piernas
y bájelas al suelo. Si su espalda y abmoninales son débiles, entonces flexione las rodillas hasta la frente y baje
las piernas dobladas hasta el suelo.

EL ARADO CON APOYO *(HALASANA CON APOYO)*

Efectos: esta versión simplificada y con apoyo de *El arado*, confiere una larga lista de beneficios antienvejecimiento. *El arado* completo sólo se practicará bajo la supervisión de un profesor experimentado. Coloque la silla de lado aproximadamente a unos entre 20 y 30 cm de la cabeza (véase ilustración). No continúe con esta postura si siente una presión o dolor excesivos en la nuca o el cuello.

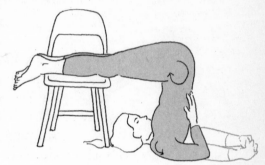

Cómo hacerlo:

1. Tiéndase de espaldas, con los pies juntos, y las manos a los lados. Inspire y levante las piernas estiradas hacia el techo.

2. Espire y levante las caderas del suelo, utilizando las manos para empujar. Repose las espinillas sobre el asiento de la silla. Agárrese las manos por detrás del torso y estire los brazos, alejándolos de la cabeza. Empuje los hombros hacia abajo, alejándolos de las orejas, y haga rotar los omóplatos hacia la columna vertebral.

3. Rote y empuje la pelvis por debajo, como prolongando la columna. A continuación flexione los brazos por los codos y coloque las manos sobre la espalda. Los codos están paralelos y cerca entre sí. Empuje los hombros y los codos hacia abajo mientras estira la columna.

4. Respire con naturalidad en esta postura durante entre 30 y 60 segundos.

5. Para salir de la postura, flexione ambas rodillas hasta tocarse la frente y deposite las manos en el suelo. Baje las caderas hasta el suelo poco a poco y con control. Estire las piernas y bájelas al suelo.

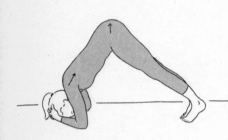

LA MEDIA PARADA DE CABEZA
(ARDHA SIRSANA)

Efectos: se trata de una versión simplificada y con apoyo de *El pino*, conocido como el «Rey de los asanas» debido a sus numerosos beneficios antienvejecimiento, incluyendo una mejora de la circulación, el reforzamiento del sistema nervioso, además de conferir el legendario amrita, o néctar de la inmortalidad. Esta postura es una preparación para *El pino*, cuya ejecución requiere la supervisión de un instructor cualificado. Practíquela sobre una estera con una manta doblada con cuidado para protegerse la cabeza.

Cómo hacerlo:

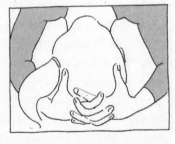

1. Arrodíllese en el suelo y luego descanse los antebrazos en la estera, frente a la cara, de manera que los muslos y la parte superior de los brazos mantengan una perpendicularidad respecto al suelo. Mida la distancia entre sus codos colocando el puño izquierdo contra el codo derecho. Los codos deben estar separados a la misma distancia que los hombros entre sí. Entrelace los

dedos, conformando una base triangular con los antebrazos. Repose la coronilla de la cabeza en el suelo, sos-
teniéndola con las manos ahuecadas.

2. Espire y levante las caderas, enderezando las rodillas, empujando hacia el suelo con el pulpejo de la planta del pie. Empuje hacia la estera con la parte superior
de los brazos y el centro de los antebrazos (el cúbito), a
fin de crear un efecto de palanca. Aparte los hombros
del cuello. La parte superior de cada muñeca se encuentra justamente por encima de la parte inferior, y no in-
clinada hacia fuera o hacia dentro.

3. Inspire, empuje hacia abajo con los antebrazos, y levante la cabeza unos centímetros del suelo. Espire y vuelva a descansar la coronilla en la estera. Repita 3 veces.

4. Flexione las rodillas y bájelas hasta el suelo. Mantenga la cabeza bajada durante unos momentos antes de
sentarse.

EL PUENTE CON CORREA
(SETU BANDHASANA MODIFICADA)

Efectos: este doblarse hacia atrás de principiantes es
una excelente postura complementaria de las invertidas.
Realizar *El puente* ayuda a estirar los músculos abdominales, abre la zona del pecho, incrementa la flexibilidad
en la columna vertebral, y da firmeza a las nalgas. Si está rígido, colóquese una correa alrededor de los tobillos
para ayudarse en la alineación de los pies, tobillos, rodillas y caderas.

Cómo hacerlo:

1. Tiéndase sobre la espalda. Flexione ambas rodillas

y mantenga la planta de los pies apoyada en el suelo, a una distancia entre sí similar a la de las caderas. Colóquese una correa alrededor de los tobillos.

2. Incline la pelvis, empujando suavemente la región lumbar contra el suelo (véase *Bascular la pelvis*, p. 33). Inspire. Mantenga la nuca apoyada en el suelo. Espirando poco a poco, levante las caderas y la espalda hasta la mitad de los hombros, vértebra a vértebra, utilizando los abdominales (conformando un puente). Estabilícese empujando hacia abajo con los talones y agarrándose a la correa. Apriete las nalgas y continúe basculando la pelvis. Mantenga durante 6 segundos.

3. Espire poco a poco, baje la columna hasta el suelo, vértebra a vértebra.

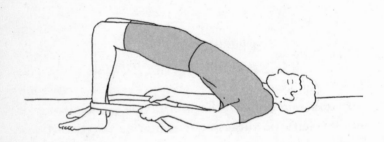

Capítulo 5

Yoga para una espalda juvenil

Si siempre creyó que una espalda tiesa o dolorida era una de las consecuencias inevitables del envejecimiento, la serie «Yoga para la espalda» de este capítulo, le hará cambiar de idea. Tanto si lo que busca es una solución definitiva para un molesto dolor de espalda, o bien quiere prevenir futuros dolores, esta rutina yóguica es justo lo que necesita. Practicando estas posturas de yoga, podrá disfrutar de una espalda sana, libre de dolores, y permanecer joven y activo durante toda su vida.

La práctica del yoga ha demostrado ser uno de los métodos más eficaces y sanos de aliviar el dolor de espalda causado por músculos débiles o rígidos, una postura pobre, esfuerzo excesivo, lesiones, un estilo de vida sedentario, o la tensión. Muchos profesionales de la salud prescriben el yoga para aliviar los problemas de espalda. Mediante su práctica regular, el yoga puede ayudar a prevenir futuros problemas de espalda, ayudándole a ir creando una espalda fuerte, sin tensión, a mejorar la alineación estructural y aumentar el tono y la flexibilidad de los abdominales, los tendones de la corva, y las caderas.

Desde un punto de vista yóguico, el bienestar general y la longevidad empiezan en una espalda sana. A lo largo de los milenios, el yoga ha evolucionado para ir fomentando la salud de la espalda aumentando la resistencia y la fortaleza de la columna vertebral, que también es donde reside la energía *kundalini* (la energía psicoespiritual). Además de la kundalini, los maestros de yoga creen que existen más de setenta y dos mil canales sutiles de energía, o *nadis*, en el cuerpo, a través de los que fluye la energía vital (prana), conectando los centros de energía del cuerpo, o *chakras*, originándose todos en la columna vertebral. Algunas prácticas esotéricas de yoga se concentran en purificar los canales de energía y en hacer ascender la kundalini por la columna, de manera que el prana fluya con facilidad, proporcionando una salud perfecta junto con un despertar a una conciencia más elevada.

La edad avanzada, un estilo de vida sedentario, la falta de ejercicio, las lesiones, una postura pobre, o la alimentación inadecuada pueden conducir a un descenso de la circulación sanguínea hacia y por la columna. Ello, a su vez, hace que los discos vertebrales se encojan, y que los espacios intervertebrales se reduzcan. A lo largo del tiempo la columna vertebral va adquiriendo rigidez y se va comprimiendo, y se pierden centímetros de altura. La espalda puede entonces encorvarse y pinzar nervios vertebrales, limitando más la circulación. Una espalda encorvada también puede crear problemas a la respiración, comprometiendo la capacidad pulmonar y reduciendo aún más la circulación y la alimentación de cada célula del cuerpo. Esta desagradable cadena de acontecimientos, que puede abrir la puerta a más dolencias y complicaciones, es, desgraciadamente, una consecuencia demasiado común del estilo de vida tóxico y sedentario que prevalece en nuestra sociedad.

Se trata de un escenario que da que pensar, pero no es inevitable si uno toma las medidas adecuadas. Practicar yoga hace posible mantener la columna vertebral joven, flexible y fuerte. La prueba viviente de la efectividad del yoga es el aspecto juvenil de tantos practicantes, mucho más sanos que sus semejantes inactivos.

Lo básico acerca de la espalda

Las investigaciones realizadas al respecto han mostrado que al menos ocho de cada diez adultos sufren de dolor de espalda en alguna ocasión a lo largo de su vida. Para muchos de ellos el dolor es crónico. El dolor de espalda es la segunda razón por la que más gente visita al médico (después del resfriado común). Si es lo suficientemente afortunado como para contar con una espalda sana, dé ahora los pasos necesarios para mantenerla así. Si descuida la salud de la espalda o abusa inconscientemente de ella, puede estar invitando futuras lesiones.

Al comprender cómo funciona la espalda podrá actuar para curarse el dolor de espalda y prevenir futuras lesiones. El cuerpo se mantiene derecho gracias al complejo entramado de vértebras acolchadas mediante discos cartilaginosos rodeados de músculos y ligamentos. Esos discos cartilaginosos permiten flexibilidad en los movimientos vertebrales y funcionan como amortiguadores cuando andamos, corremos y saltamos.

A pesar de la asombrosa estructura de la columna vertebral, puede ser susceptible a padecer problemas. El dolor de espalda suele aparecer en la región lumbar o en la articulación sacroilíaca (SI), donde se juntan el sacro y el ilión, en la pelvis. La articulación SI se mantiene junta mediante fuertes y flexibles ligamentos diseñados para mantener la estabilidad en la pelvis mientras estamos de pie y caminamos. El dolor de la región lumbar suele ser resultado del estrés en la articulación SI, un accidente, un tono muscular pobre, una mala postura, o inadecuada, y pautas de movimientos contraproducentes. Todo ello puede forzar los ligamentos y alterar la estabilidad en la región lumbar y la pelvis, causando incomodidad y dolorosos latigazos.

La mejor manera de tratar y prevenir las lesiones en la región sacroilíaca es mover la pelvis y la columna vertebral juntas durante las posturas de yoga, como en *La pinza*. Los movimientos de inclinación hacia atrás, como *El puente*, pueden ayudar a reforzar y estabilizar la articulación SI y la región lumbar.

El dolor de espalda también puede estar causado por discos dañados, que hayan perdido su capacidad de amortiguación. Un accidente al levantar cargas pesadas de manera inadecuada, o una mala alineación y malas pautas de movimientos, pueden provocar el debilitamiento de los ligamentos vertebrales, desgarrándolos. Eso provoca que el disco gelatinoso se inflame o se hernie, provocando dolor de espalda. Si el disco herniado presiona un nervio espinal adyacente, entonces puede provocar dolor reflejo en la cadera y la pierna.

Practicar flexiones hacia adelante con suavidad, como *El muñeco de trapo sentado* y *Extensión frontal intensa modificada*, le entrena para doblarse hacia adelante de manera adecuada, sin dolor ni forzar los discos cartilaginosos y la articulación SI. No volverá a evitar movimientos de inclinación hacia adelante, como los que se hacen al ir de compras, coger a un niño, o realizar trabajos domésticos o de jardinería.

La escoliosis, o curvatura de la columna vertebral, es otra de las causas más comunes de dolor de espalda. En la escoliosis, la columna se curva de un extremo a otro conformando una S, y esa condición puede hacer que un hombro sobresalga más que otro, o resultar en un problema parecido con las articulaciones de la cadera. La escoliosis funcional puede ser el resultado de las malas posturas o pautas de movimientos desequilibrados. La escoliosis estructural, que es más seria, puede aparecer durante la adolescencia, y sus causas no han acabado de ser comprendidas.

Las posturas de yoga refuerzan los músculos dorsales y fomenta la alineación dorsal, así como una postura y pautas de movimientos saludables. Las torsiones suaves, como la *Torsión sentada*, puede mejorar la curvatura vertebral, tonificar la columna y aliviar la tensión.

Los tendones de la corva y músculos abdominales rígidos —a menudo resultado de malas posturas— son también culpables de dolores de espalda. Los tendones de la corva son los músculos que hay en la pantorrilla, y unos tendones rígidos pueden afectar a la postura y comprometer la salud de la región lumbar. La rigidez de los músculos abdominales tiene lugar cuando existe un desequilibrio entre músculos abdominales y dorsales. Este desequilibrio muscular puede provenir de las mejores intenciones, como por ejemplo de practicar una rutina de ejercicios de reforzamiento del abdomen a base de abdominales. Combinada con un total abandono de los músculos dorsales, esta limitada rutina de ejercicios puede agarrotar los abdominales mientras que los dorsales se debilitan y estiran excesivamente.

Unos estiramientos suaves de los tendones de la corva, como *Apertura de piernas modificada*, estirarán los tendones de la corva sin comprometer la espalda. Puede estirar y equilibrar unos músculos abdominales tiesos practicando *Abdominales yóguicos*, *Media barca*, y *Torsión abdominal modificada*.

Unos malos hábitos posturales que provoquen tirantez o debilidad muscular también pueden contribuir al dolor de espalda. Las buenas posturas mejoran algo más que la estética; reducen sustancialmente el riesgo de dolor y lesiones, sobre todo en la región lumbar. El yoga enseña hermosas posturas y alineamientos corporales básicos, mediante posturas como *El broche* y *El saltamontes modificada*. Las posturas de yoga y las disciplinas psicofísicas son poderosas herramientas para mejorar la postura, así como para aliviar y prevenir el dolor de espalda. Estas combinaciones de movimientos curativos pueden hallarse en *Bascular la pelvis*, *Alivio de gases con una sola pierna* y *Abdominales yóguicos*.

Aliviadores yóguicos de la espalda

Las posturas de yoga realizadas de manera correcta y con atención, como en la secuencia *Longevidad de la espalda*, puede tratar y prevenir muchos problemas de espalda. Añadir técnicas de masaje, como el do-in y la digitopuntura, es una manera muy efectiva de aliviar y prevenir el dolor de espalda. Tal y como ya se dijo en el Capítulo 1, el do-in y la digitopuntura pueden ayudar a aliviar y prevenir la tensión y rigidez, fomentar la flexibilidad muscular, y aumentar el flujo circulatorio. La médula espinal contiene múltiples nervios que se ramifican hacia todas las zonas del cuerpo, con importantes puntos de digitopuntura situados a lo largo de la columna vertebral. Combinar el automasaje con las posturas de yoga aumenta los beneficios curativos de las posturas.

Tal y como ya dije en el Capítulo 1, en la siguiente serie he añadido disciplinas psicofísicas como Ideokinesis y Pilates, a fin de aumentar los beneficios de la práctica yóguica. Estos enfoques devuelven la fuerza y la energía, e integran el cuerpo y la mente, reeducando el cuerpo con respecto a pautas de movimientos a fin de curar nuestro cuerpo y permitirnos seguir con nuestras actividades de una manera más eficaz.

Antes de empezar

Los estiramientos realizados de manera inadecuada al practicar yoga u otras actividades, también pueden provocar dolor de espalda y rigidez pueden agravar la escoliosis e incluso dañar la articulación SI o los discos vertebrales. Por ejemplo, las posturas de yoga que mueven en direcciones opuestas la pelvis y el sacro, como las torsiones yóguicas, pueden causar inestabilidad en la articulación SI si se realizan de forma incorrecta. Mal ejecutadas, las flexiones hacia adelante también pueden resultar muy arriesgadas para las personas con problemas en los tendones de la corva o la espalda. Por eso hay que poner la máxima atención en tratar de ejecutar las posturas de manera correcta.

Tenga en cuenta que, dependiendo de la naturaleza y gravedad de su problema de espalda, las posturas de yoga pueden no ser de ayuda. Si cuenta con un historial de dolor en la región lumbar, discos dañados, o de alguna lesión reciente en la región lumbar, puede que la práctica yóguica no resulte segura. Estas posturas no deberían ejecutarse durante la fase aguda de cualquier lesión, incluyendo las de espalda. Detenga cualquier ejercicio que le empeore el dolor. Asegúrese de que un profesional de la salud le diagnostique el problema de espalda, y consulte con él o ella antes de realizar la siguiente serie.

Serie Yoga para la espalda

La serie Yoga para la espalda puede practicarse perfectamente aunque se disponga de tiempo limitado. Obtendrá beneficios aunque sólo cuente con 15 minutos para realizar estos ejercicios de yoga. Para conseguir beneficios longevos adicionales, combine esta serie con cualquiera de las series de Yoga fuente de juventud del Capítulo 4. Vea por ejemplo la combinación de mantenimiento de la serie Yoga fuente de juventud y de Yoga para la espalda que viene a continuación.

Tenga en cuenta que realizar esta rutina con comodidad pudiera costarle más de 4 semanas, dependiendo de su condición física. Si se siente cómodo y confiado realizando las posturas de las 1.ª y 2.ª semanas, continúe con las 3.ª y 4.ª. Si no, permanezca con las 1.ª y 2.ª hasta que se sienta lo suficientemente fuerte para continuar.

1.ª y 2.ª semanas

Programación de la serie: practique de 15 a 20 minutos, 3 días a la semana.

Yoga para la espalda: ejecute las siete postura de la secuencia Espalda longeva, y luego elija al menos una postura de espalda adicional.

Secuencia Espalda longeva: realice las siete posturas.

Elija al menos una:
El muñeco de trapo sentado
Torsión sentada
El broche
Torsión abdominal modificada

3.ª y 4.ª semanas

Programación de la serie: practique de 15 a 20 minutos, 3 días a la semana.

Yoga para la espalda: ejecute las siete postura de la secuencia Espalda longeva, y luego elija al menos una postura de espalda adicional.

Secuencia Espalda longeva: realice las siete posturas.

Elija al menos una:
Media barca
El puente
La pinza lateral modificada
El saltamontes modificada
Extensión frontal intensa modificada

Serie de mantenimiento de Fuente de juventud y de Yoga para la espalda

Una combinación de una serie de Yoga para la espalda y la serie de mantenimiento de Fuente de juventud le ayudará a reforzar la espalda, prevenir y aliviar problemas de espalda, y crear y mantener una buena forma, fuerza y flexibilidad cardiovascular.

1.ª semana y después

Programación de la serie: practique *El saludo al sol* 5 días a la semana durante 30 minutos, seguidos de dos posturas invertidas, más *El pez modificada* (véase p. 152) y Calmar. Los días 1, 3 y 5 de práctica, siga con posturas de la serie Yoga para la espalda. Finalizar con Calmar.

Calentamiento: ejecute *El saludo al sol* una vez, lentamente, manteniendo cada postura durante 5 respiraciones.

El saludo al sol: ejecute 6 repeticiones de *El saludo al sol*, manteniendo cada postura durante entre 1 o 3 respiraciones.

Posturas invertidas. Elija dos de entre las siguientes:
Invertida con apoyo
El puente con correa
La vela apoyada en la pared
Postura de tranquilidad
La media parada de cabeza
El arado con apoyo

Más:
El pez modificada

Calmar
Relajación apoyada

Secuencia Espalda longeva

Esta sencilla rutina de 10 minutos puede tratar y prevenir muchos problemas de espalda y mantener la columna vertebral juvenil, flexible y fuerte. Las siguientes siete posturas yóguicas deben practicarse en secuencia.

1. BASCULAR LA PELVIS EN UNA POSTURA CONSTRUCTIVA DE DESCANSO (*SAVASANA MODIFICADA*)

Efectos: en Ideokinesis, la postura de *Relajación modificada* (savasana modificada) con las piernas flexionadas, se llama postura de *Descanso constructivo*. En esta postura, la gravedad suelta los músculos de manera natural, ofreciendo la oportunidad de realizar algo de trabajo mental imaginario. Las acciones de empujar, mantener y soltar de *Bascular la pelvis* son movimientos fundamentales en yoga, que amasan y expulsar la tensión y el estrés de la región lumbar, a la vez que se aporta sangre nueva y oxigenada a los músculos y tejidos. Es esencial apretar los músculos de las nalgas para proteger y estabilizar la región lumbar de la espalda y activar los abdominales.

Cómo hacerlo:

1. Tiéndase de espaldas en la estera, con las rodillas flexionadas y apoyando las plantas de los pies en la estera, con una separación similar a la de las caderas. Descanse las manos sobre el abdomen o sitúe los brazos a los costados, como en la postura de *Relajación apoyada* (véase p. 37). Relaje los hombros y bájelos, alejándolos de las orejas. Alinee el cuello y la cabeza con la columna vertebral. Cierre los ojos.

2. Permita que el peso de los huesos se hunda hacia el suelo. Repásese todo el cuerpo mentalmente, sobre todo la columna vertebral y la región sacra, notando todas las contracciones musculares. A continuación entregue los músculos al tirón gravitacional, y húndase más en el suelo.

3. Inspire y permita que la región lumbar se arquee de manera natural. Espire, apretando los músculos de las nalgas, basculando la pelvis por debajo, y metiendo el abdomen. Empuje la región lumbar suavemente contra la estera. Mantenga la postura durante 5 segundos, luego relaje todos los esfuerzos. Pase a la siguiente postura.

2. LIBERACIÓN DE LOS GASES CON UNA SOLA PIERNA
(ARDHHA PAVANAMUKTASANA)

Efectos: esta postura alivia la ciática y el dolor, las molestias o la rigidez lumbar. También estira los músculos de la región lumbar y sacra.

Cómo hacerlo:

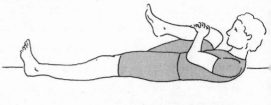

1. A partir de la *Postura constructiva de descanso*, lleve la rodilla derecha hacia el pecho. Abrace cómodamente el muslo derecho contra el pecho. Si tiene los hombros rígidos, puede enlazarse una correa o cinturón alrededor de la parte delantera de la rodilla derecha.

2. Poco a poco vaya estirando la pierna izquierda, con el pie izquierdo flexionado, asegurándose de que la pelvis y la nalga derecha siguen en contacto con el suelo y alineados con el torso. Si la pelvis se despega del suelo o

siente dolor, mantenga la pierna izquierda flexionada.

3. Suelte cualquier tensión muscular que pudiera albergar en la cadera izquierda, entregando los músculos a la fuerza de gravedad mientras se hunde en el suelo.

4. Inspire al tiempo que se agarra la rodilla derecha, llevándola con suavidad hacia el cuerpo y contrayendo los músculos de la pierna izquierda y flexionando el pie. Al ir adquiriendo fuerza, confianza y al dolerle menos, puede adelantar la nariz en dirección a la rodilla derecha. Mantenga los hombros caídos, alejados de las orejas. Mantenga la postura 5 segundos. Espire y relaje.

5. Inspire y espire con naturalidad. Repita con el lado izquierdo. Repita a cada lado.

3. LIBERACIÓN DE LOS GASES *(PAVANAMUKTASANA)*

Efectos: alivia el dolor ciático y el de la región lumbar, así como las molestias o la rigidez en la misma zona, y estira los músculos de la región lumbar y sacra.

Cómo hacerlo:

1. A partir de la *Postura constructiva de descanso*, lleve las rodillas hacia el pecho. Sosténgase los muslos por la cara posterior y acérquelos a la caja torácica todo lo que pueda.

2. Inspire. Espire y poco a poco atraiga los muslos hacia el pecho, levantando ligeramente las nalgas del suelo.

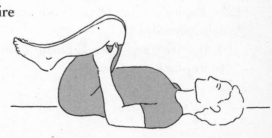

3. Inspire y relaje las nalgas otra vez en el suelo. Respire y mantenga la postura entre 30 y 60 segundos.

4. ABDOMINALES YÓGUICOS

Efectos: esta postura puede reforzarse
añadiendo los princi-
pios de estiramiento
abdominal del méto-
do Pilates. Los
Abdominales yógui-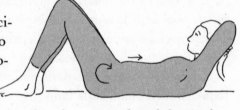
cos utilizan *Bascular la pelvis* al contraer los abdominales, protegiendo y reforzando por tanto la región lumbar mientras utiliza al máximo los músculos abdominales.

Cómo hacerlo:
1. A partir de la *Postura constructiva de descanso*, coloque las manos en la nuca. Saque los codos hacia los lados.

2. Inspire, luego espire, basculando la pelvis por debajo y metiendo el abdomen.

3. Inspire, luego espire, y levante la cabeza y los hombros del suelo tanto como pueda mientras le resulte cómodo, manteniendo el cuello relajado y la pelvis basculada. Espire y aguante, profundizando la contracción de los abdominales.

4. Inspire y regrese a la postura inicial.

5. Repita hasta 10 veces.

5. APERTURA DE PIERNAS MODIFICADA
(SUPTA PADANGUSTHASANA MODIFICADA)

Efectos: aumenta la flexibilidad y fuerza de los tendones de la corva y las piernas, y ayuda a relajar la rigidez de espalda.

Cómo hacerlo:

1. A partir de la *Postura constructiva de descanso*, póngase un cinturón o correa alrededor de la región tenar del pie derecho.

2. Inspire y estire la pierna derecha hacia el techo. Espire basculando la pelvis. Si no puede estirar la pierna derecha por completo, manténgala flexionada, de manera que los isquiones (los huesos que pueden percibirse en las nalgas) caigan hacia el suelo.

3. Inspire y flexione la pierna derecha. Espire y estire de nuevo la pierna derecha, hasta el punto máximo en que pueda estirarse cómodamente. Acérquese la pierna derecha al rostro, aplicando una cierta fuerza con la correa. Mantenga durante 2 o 3 respiraciones.

4. Al ir ganando flexibilidad, mantenga la pierna derecha estirada y enderece la izquierda, presionando la cara posterior de la pierna contra el suelo. Empuje con los talones de ambos pies. Devuelva la pierna derecha al suelo.

5. Repita con el otro lado. Una vez que haya conseguido establecer esta postura básica, practique sin la correa, colocando ambas manos alrededor del muslo, la espinilla o el tobillo.

6. EL GATO CON DIGITOPUNTURA
(VARIACIÓN DE CHAKRAVAKASANA)

Efectos: esta postura estira la región lumbar, extiende y refuerza los músculos dorsales, aumenta la circulación en los discos vertebrales, y ayuda a aliviar la tensión y el dolor de espalda. Estimula puntos de digitopuntura a lo largo de la región lumbar y sacra, llamados *Las puertas de la vida*, que regulan el sistema nervioso central.

Cómo hacerlo:

1. Póngase a cuatro patas, con las manos directamente debajo de los hombros y las rodillas bajo las caderas. Deberá mantener la espalda recta y las palmas de las manos apoyadas planas en el suelo, con el torso como un tablero.

2. Al inspirar, levante la cabeza y baje el abdomen, arqueando la región lumbar.

3. Mediante un movimiento fluido, regrese a la postura del tablero al espirar, y luego redondee la espalda como un gato. Meta el estómago hacia la columna mientras mira hacia el suelo. Mantenga. Suelte y relaje la columna y el abdomen.

4. Establezca un suave y fluido movimiento a base de inspirar, arquear la región lumbar, espirar y redondear la espalda. Repetir 10 veces.

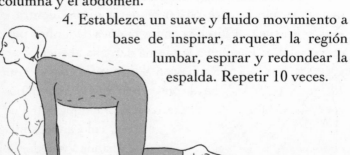

7. EL NIÑO MODIFICADA CON AUTOMASAJE
(SALAMBA BALASANA MODIFICADA)

Efectos: la postura de *El niño modificada* proporciona una profunda relajación y estiramiento de los músculos de la espalda. Alivia la tensión, el dolor y la fatiga vertebral. La inclusión de la técnica de automasaje do-in en esta postura potencia los beneficios curativos para la espalda.

Cómo hacerlo:
1. Arrodíllese frente a un cabezal (cojín cilíndrico) o unas mantas dobladas. Mantenga las rodillas muy separadas, con los dedos gordos de los pies en contacto. Coloque el cabezal entre los muslos. Si le resulta incómodo sentarse sobre los tobillos, coloque una almohada bajo los tobillos y pies.

2. Inspire. Luego espire poco a poco e inclínese hacia adelante, bajando el torso para descansar en el cabezal. Relaje los brazos alrededor de éste. Gire la cabeza a un lado. Relájese profundamente. Respire con naturalidad.

3. Con los puños ligeramente cerrados, dese golpecito suaves en la región lumbar y la pelvis.

4. A continuación, relaje cualquier esfuerzo. Inspire una respiración curativa hacia la espalda. Al espirar, relaje la espalda, visualizando cómo se estira al soltar toda tensión y dolor. Continúe la visualización mientras respira con naturalidad.

5. Descanse tanto como le sea necesario. Regrese a la postura arrodillada poco a poco.

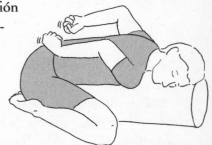

Posturas adicionales de Yoga para la espalda

EL MUÑECO DE TRAPO SENTADO
(UTTANASANA MODIFICADA)

Efectos: estira la espalda y ayuda a prevenir la rigidez en la región lumbar. Al ir adquiriendo fuerza y flexibilidad, puede pasar a practicar *Extensión frontal intensa modificada*.

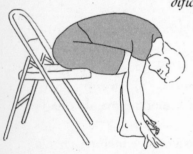

Cómo hacerlo:

1. Siéntese derecho en una silla, con las piernas juntas y la planta de los pies plana en el suelo.

2. Inspire. Espire redondeando los hombros y la columna hacia adelante, vértebra a vértebra. Baje la frente hasta las rodillas, reposando el pecho en los muslos mientras deja caer los brazos junto a las piernas. Sienta estirarse los músculos de la espalda y los hombros al relajarse en esta postura durante 3 respiraciones.

3. Repose las manos sobre las rodillas y luego incorpórese, vértebra a vértebra, levantando la cabeza en último lugar. Repita.

TORSIÓN SENTADA
(BHARADVAJASANA MODIFICADA)

Efectos: aumenta la flexibilidad de la columna vertebral y el cuello, y libera la tensión y cansancio de los músculos de la espalda. Resulta muy útil sobre todo para aquellas personas que padecen de escoliosis, ya que puede ayudar a remediar la curvatura espinal.

Cómo hacerlo:

1. Siéntese derecho en una silla, con las piernas juntas y la planta de los pies plana en el suelo. Inspire, estirando la columna vertebral, y coloque la mano izquierda sobre la rodilla derecha y la mano derecha en el respaldo de la silla.

2. Espire y gire suavemente el cuerpo hacia la derecha, girando primero el abdomen, luego el pecho, a continuación los hombros, y después la cabeza, dirigiendo la mirada por encima del hombro derecho. Mantenga los omóplatos caídos y metidos hacia dentro. Mantenga la postura durante 3 respiraciones.

3. Regrese al centro poco a poco, empezando con el abdomen, luego el pecho, los hombros, la cabeza y los ojos.

4. Repita la torsión hacia la izquierda.

LA PINZA LATERAL MODIFICADA
(JANU SIRSASANA MODIFICADA)

Efectos: aumenta la flexibilidad y la fuerza de la columna vertebral, las caderas y las piernas, y tonifica el abdomen y los órganos abdominales. Al ir adquiriendo flexibilidad podrá prescindir del cinturón y la manta.

Cómo hacerlo:

1. Siéntese en el suelo, con una manta doblada bajo

las caderas y las piernas estiradas por delante. Flexione la pierna derecha y descanse la planta del pie derecho sobre la ingle izquierda.

Pase una correa o cinturón alrededor de la zona tenar del pie izquierdo.

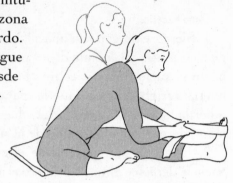

2. Inspire y alargue el torso, tirando desde la cintura, y permitiendo que el esternón suba. Empuje los omóplatos hacia abajo.

3. Espire e inclínese hacia adelante, empezando con el esternón y girando a la izquierda a fin de centrar el torso por encima de la pierna izquierda estirada. Permita que la pelvis gire hacia adelante con la columna en línea recta. No curve la región dorsal al inclinarse hacia adelante. Ejecutar estas acciones de manera adecuada ayuda a prevenir las lesiones de la articulación SI. Si siente dolor o nota incomodidad en la espalda o la pierna, flexione la pierna izquierda todo lo necesario para aliviarlo. Nunca se fuerce.

4. Inspire y alargue la columna, estirando el torso hacia adelante. Espire y estírese hasta el tope, el punto más allá del que se sentiría incómodo. Mantenga la postura entre 2 y 3 respiraciones.

5. Inspire e incorpórese poco a poco. Repita del otro lado.

TORSIÓN ABDOMINAL MODIFICADA
(JATHARA PARIVARTANASANA MODIFICADA)

Efectos: ejercita los músculos oblicuos externos e internos y refuerza la pared abdominal. También estira los músculos rotatorios de las caderas, y eso mejora el buen funcionamiento de la articulación SI.

Cómo hacerlo:

1. Tiéndase sobre la espalda, con las rodillas metidas hacia el pecho. Mantenga la región lumbar en contacto con el suelo. Estire los brazos a los lados, adoptando una posición de T, a la altura de los hombros, con las palmas de las manos boca abajo.

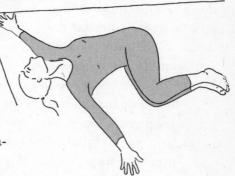

2. Espire. Manteniendo las rodillas juntas, bájelas poco a poco hacia la derecha, sin que los hombros pierdan contacto con el suelo. Toque el suelo con la cara externa del pie derecho. Mire hacia la mano derecha.

3. Relájese durante 3 respiraciones completas.

4. Inspire; a continuación utilice los músculos abdominales y levante las rodillas para adoptar la postura inicial.

5. Repita del lado izquierdo.

6. Repita 2 ciclos más.

MEDIA BARCA
(NAVASANA MODIFICADA)

Efectos: tonifica y refuerza los músculos abdominales, equilibrándolos respecto a los de la espalda.

Cómo hacerlo:

1. Siéntese en el suelo con las rodillas flexionadas, y las plantas de los pies sobre el suelo, separados a una distancia similar a la existente entre las caderas. Sosténgase la cara posterior de los muslos con las manos, cerca de las rodillas.

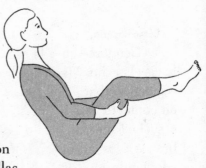

2. Inclínese hacia atrás, levantando las piernas, de manera que las pantorrillas estén paralelas al suelo. Equilíbrese sobre los isquiones.

3. Inspire, y luego espire. A continuación estire los brazos hacia adelante, paralelamente al suelo, con las palmas de las manos mirándose entre sí. Si le resulta demasiado difícil, sosténgase la cara posterior de los muslos con las manos. Empuje el ombligo hacia la columna. Mantenga esta postura durante 30 segundos. ¡Mantenga el equilibrio y respire!

4. Espire y baje los pies al suelo.

5. Repita 3 veces.

EL PUENTE
(SETU BANDHASANA)

Efectos: se trata de una postura complementaria para desarrollar un equilibrio perfecto de fuerza en la región abdominal y la espalda, así como flexibilidad. Refuerza y estabiliza la articulación sacroilíaca y la región lumbar.

Cómo hacerlo:

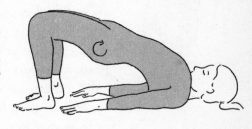

1. Tiéndase de espaldas, con los brazos a los costados y las palmas boca abajo. Flexione ambas rodillas y ponga la planta de los pies plana en el suelo, a una distancia similar a la existente entre las caderas.

2. Incline la pelvis, presionando ligeramente la región lumbar contra el suelo. Inspire. Luego espire poco a poco mientras levanta las caderas, y luego la espalda, vértebra a vértebra, hasta la mitad de los hombros (dando forma a un puente). Estabilice la postura empujando con los talones. Apriete las nalgas y bascule la pelvis. Mantenga durante 6 segundos.

3. Espire poco a poco, baje la columna vertebral hasta el suelo, vértebra a vértebra.

EL BROCHE (*GOMUKHASANA*)

Efectos: mejora la postura al desarrollar flexibilidad en el pecho, los hombros, la región dorsal, las caderas y las piernas. Ayuda a corregir los hombros caídos.

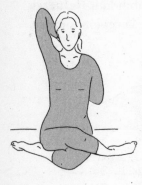

Cómo hacerlo:

1. Empiece sentado, con las piernas extendidas frente a usted. Cruce la rodilla derecha flexionada por encima de la pierna izquierda, de manera que el pie derecho descanse junto a la cadera izquierda. Balancéese hacia atrás sobre los isquiones, flexione la pierna izquierda de manera que su pie izquierdo descanse sobre la cadera derecha. A continuación levante el brazo derecho por encima de la cabeza y eche esta hacia abajo, como si fuese a rascarse la espalda. Suba el brazo izquierdo por la espalda, con la mano apuntando hacia arriba. Agárrese las manos firmemente entre los omóplatos (si no puede agarrarse las manos, sostenga el extremo de una toalla o correa con la mano izquierda y el otro extremo con la mano derecha. Poco a poco, vaya acercando las manos por la toalla).

2. Mantenga la cabeza erecta, sienta el estiramiento, y mantenga la postura durante 3 respiraciones lentas y profundas.

3. Deshaga el apretón de manos, enderece las piernas y repita del otro lado.

EL SALTAMONTES MODIFICADA
(SALABHASANA MODIFICADA)

Efectos: refuerza la espalda —sobre todo los músculos erectores de la espina dorsal— y los tendones de la corva. Mejora la postura al reducir los hombros caídos. Realizar esta postura también ayudará a las ·personas que padecen de escoliosis. Puede que quiera practicarla sobre una estera con una manta cuidadosamente doblada o algún tipo de acolchado bajo el pecho, el abdomen y las caderas.

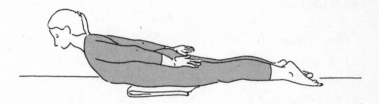

Cómo hacerlo:

1. Tiéndase boca abajo en la estera con los brazos estirados a lo largo del costado, con las palmas de las manos hacia arriba, y los antebrazos en el suelo.

2. Inspire, levante los brazos hacia arriba, y eleve el pecho, manteniendo la mirada hacia el suelo. Estire las manos como si quisiera llegar a los dedos de los pies. A fin de protegerse la región lumbar, meta el abdomen y bascule la pelvis; apriete las nalgas y mantenga ambas caderas firmemente contra el suelo. Mantenga durante 3 segundos.

3. Espire, bajando el pecho y los brazos hasta tocar la estera.

4. Repita dos veces todo el ejercicio.

EXTENSIÓN FRONTAL INTENSA MODIFICADA
(PRASARITA PADA UTTANASANA MODIFICADA)

Efectos: ejecutada con un bloque, esta postura ayuda a relajar y estirar las caderas agarrotadas, los tendones de la corva, y los abdominales, así como prevenir la tensión de la región lumbar. Utilice para ello un bloque de tamaño apropiado o cualquier apoyo similar que convenga a sus necesidades o limitaciones de flexibilidad. Al ir adquiriendo fuerza y flexibilidad, sustituya el bloque por un libro, hasta que pueda llegar fácilmente al suelo con las manos.

Cómo hacerlo:

1. Coloque el bloque a unos 30 cm por delante de usted, entre las piernas separadas (los pies deben mantener una distancia entre sí de entre 90 cm y 1,20 m).

2. Inspire, luego espire, inclinándose hacia adelante desde las caderas y depositando las manos en el bloque. Meta el abdomen.

3. Descanse en esa postura durante entre 6 y 8 respiraciones.

4. Recupere la verticalidad, metiendo los abdominales.

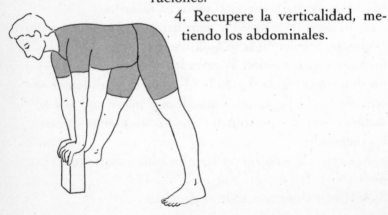

Capítulo 6

Yoga para aliviar molestias y dolores

El fin del dolor

En un momento u otro, la mayoría de nosotros hemos sufrido molestias y dolores en las articulaciones o en algún otro lugar del cuerpo. Ahora, en este momento, puede ser uno de los millones de personas que sufren de artritis, problemas de rodilla, lesiones por esfuerzo repetitivo, o algún otro problema musculoesquelético. Bueno, ¡pues despídase de sus molestias y dolores! Esta serie reconfortante que sigue a continuación le ayudará a aliviar el dolor que ahora siente y a prevenir otros futuros de una manera natural, relajando el cuerpo, soltando el estrés y estirando los músculos con suavidad. Estas sencillas posturas de yoga mantendrán flexibles sus articulaciones y músculos, ayudándole a desplazarse con mayor facilidad. La práctica del yoga ha demostrado ser una de las maneras más eficaces de restaurar la salud de las articulaciones, aliviar la tensión muscular, y adquirir fortaleza.

Son muchas las personas que consideran la artritis como una enfermedad de la vejez, pero según el Centro para el Control y la Prevención de las Enfermedades (CDC) de Atlanta, EE.UU., la artritis afecta a personas de todas las edades, y es una de las principales causas de invalidez entre los estadounidenses, tanto jóvenes como ancianos. Unos 43 millones de estadounidenses padecen artritis, y se espera que ese número se incremente cuando los nacidos entre el final de segunda guerra mundial y la década de 1960 entren en la edad madura y aumente la expectativa de vida. Los investigadores predicen que para el año 2020, el número de personas con artritis aumentará el 57 %, hasta afectar a más de 60 millones. Eso significa uno de cada cinco estadounidenses. En cuanto a las mujeres, se espera que la incidencia suba incluso más, hasta alcanzar a una de cada cuatro.

El omnipresente dolor de la artritis es una de las quejas médicas más comunes en el mundo. Por ello no resulta sorprendente que los expertos en salud adviertan que la artritis puede convertirse en un grave problema de salud pública a menos que llevemos a cabo cambios positivos en nuestro estilo de vida.

Uno de esos cambios, recomendados por el CDC, es la práctica deportiva de baja intensidad, como son los ejercicios de yoga que aquí aparecen. Hay estudios que han demostrado que el ejercicio es vital en la prevención de la artritis. Ejercitarse ayuda a reforzar los músculos, y eso, a su vez, estabiliza las articulaciones, mantiene un alineamiento corporal adecuado, y reduce el riesgo de padecer lesiones. El yoga enseña lo básico en cuanto a una buena postura, restaurando las articulaciones deformadas, y devolviéndoles su posición inicial.

El yoga también ayuda a reducir el dolor al ofrecer una combinación terapéutica de ejercicio, alivio del estrés, respiración, y relajación. Este programa de yoga evita la respuesta de lucha o huida creada por el estrés y el dolor crónicos, que puede iniciar un círculo vicioso de tensión muscular, circulación sanguínea constreñida, y respiración pulmonar superficial. Los suaves estiramientos del yoga ayudan a reducir la tensión dolorosa y los espasmos musculares, y aumenta el flujo circulatorio. Este tipo especial de práctica yóguica aumentará su fluido sanguíneo, ayudándole a deshacerse de toxinas acumuladas en las articulaciones y músculos doloridos. El yoga por sí mismo no es una panacea para todas las condiciones, pero puede utilizarse como terapia complementaria para combatir la artritis.

Otro de los cambios recomendados por el CDC es prevenir y reducir la obesidad. El exceso de peso es uno de los peores factores de riesgo para contraer artritis. Cuando uno piensa en ello se da cuenta de que no deja de tener sentido. El peso de más es una carga que deben soportar las articulaciones. El ejercicio yóguico le ayudará a mantener alejados esos indeseables y perjudiciales kilos de más.

Practicando yoga se ayudará a sí mismo a mantenerse en forma y activo, controlando el peso y liberando de dolor sus articulaciones.

El yoga acude al rescate

«Artritis» es un término muy amplio que incluye un grupo de más de cien enfermedades que causan dolor y rigidez en articulaciones, músculos, tendones y órganos internos. Las dos formas principales de artritis son la osteoartritis (OA), a veces llamada «artritis de desgaste», que se desarrolla a lo largo del tiempo; y la artritis reumatoide (AR), una enfermedad autoinmune en la que el sistema inmunitario ataca por equivocación las articulaciones. La OA y la AR son en realidad muy distintas entre sí, y requieren de tratamientos diferentes.

La osteoartritis, la más común de las dos, es el resultado del deterioro y desgaste gradual del cartílago (la amortiguación blanda y lubricada entre los huesos) en las articulaciones que soportan peso, como las caderas, columna vertebral, rodillas, manos y muñecas. Al desgartarse y deteriorarse, el cartílago se torna rugoso e irregular, dejando que partes de los huesos se desbasten entre sí. Eso aumenta la fricción, que provoca rigidez, dolor, deformidad de las articulaciones, y una menor movilidad.

En el desarrollo de la OA y en el deterioro de las articulaciones intervienen diversos factores, incluyendo el exceso de peso, el desgaste crónico que tiene lugar durante las actividades cotidianas, lesiones deportivas o accidentes, y trabajos que impliquen una tensión repetitiva. Los usuarios de ordenadores, los atletas profesionales, y los bailarines tienen tendencia a padecer esos problemas. Posturas yóguicas como *Balancear la cadera*, *El zapatero*, *El guerrero I modificada* ayudan suave y gradualmente a superar las limitaciones en la parte inferior del cuerpo y de las articulaciones de la cadera, y finalmente a devolver una mayor movilidad.

La OA suele afectar las rodillas, ya que son unas de las articulaciones más utilizadas del cuerpo. La rodilla es una articulación superficial e inestable, y sus ligamentos resultan especialmente vulnerables frente a movimientos de torsión y flexión lateral. Las posturas de yoga descritas en este capítulo ayudan a prevenir heridas estirando y reforzando los músculos alrededor de las articulaciones de la rodilla, y a facilitar el alineamiento adecuado entre las piernas y el cuerpo. *El bastón* y *El guerrero II* son dos posturas que refuerzan los músculos cuádriceps de la cara delantera de los muslos, ayudan a estabilizar las rodillas, y mantienen la alineación adecuada de los huesos de las piernas. *El saludo a los dioses y diosas* y *El héroe* estiran los cuádriceps y el pie. *El medio loto,* una postura clásica de meditación, marca la alineación correcta de la pierna, el tobillo y el pie, y restaura la flexibilidad de caderas y piernas. Los estiramientos para los tendones de la corva (en la cara posterior de los muslos), como *Variación de estiramiento lateral,* ayudan a estabilizar las rodillas, y corrigen el mal alineamiento de las piernas y los desequilibrios musculares.

Un pequeño pero prometedor estudio realizado con pacientes que padecen OA en las manos, publicado en *The Journal of Rheumatology,* mostró que realizar ejercicios de yoga tuvo como resultado reducir el dolor y aumentar la fuerza del agarre y la gama de movimientos.

Otro estudio, publicado en *The Journal of the American Medical Association,* sugiere que puede utilizarse el yoga para tratar el síndrome de túnel carpal (STC), también conocido como síndrome de esfuerzo repetitivo (SER). El STC, o la compresión de nervios en las muñecas, es un problema para las personas que realizan continuos movimientos repetitivos con los dedos, manos y muñecas. No hace falta decir que esta condición es casi epidémica entre los usuarios de ordenadores. El STC o SER puede causar un dolor crónico o debilitador en manos, brazos, cuello o región dorsal de la espalda.

Los investigadores han descubierto que practicar yoga alivió la compresión de los nervios afectados, mejoró el flujo sanguíneo, creó un alineamiento correcto de articulación y músculos, facilitó la curación, y ayudó a prevenir tanto el SER como la OA. Diseñaron un programa de yoga para reforzar y estirar las articulaciones y músculos de la parte superior del cuerpo, incluidos los hombros, los brazos y las muñecas.

Para las personas que sufren de OA y SER en manos y muñecas, se pueden modificar las posturas de yoga que soportan peso, para así poder estirar y reforzar sin necesidad de forzar la parte superior del cuerpo (véanse las posturas de yoga en silla del Capítulo 3). Además, *El águila* estira y refuerza con seguridad los hombros y brazos, mientras que el mudra de manos *Namaste* estira con suavidad las muñecas, manos y dedos. Practicando regularmente aumentará la fuerza en muñecas y manos.

Añadir el automasaje a los estiramientos de yoga incrementa los beneficios curativos para la OA, la AR, y el SER. El Estiramiento yóguico de muñecas puede ayudar a aliviar la tensión causada por movimientos repetitivos en las muñecas, y el *Estiramiento yóguico de dedos* aumenta la circulación y flexibilidad en los dedos.

En la artritis reumatoide, el sistema inmunitario ataca equivocadamente las articulaciones, como si se tratase de invasores extraños, causando una inflamación dolorosa, dolor agudo y deformidad física. La inflamación daña las articulaciones, incluyendo el cartílago, y en casos graves incluso puede causar fusión articular. Las articulaciones de los pies, tobillos y manos suelen ser las afectadas, así como los hombros y las caderas. Un régimen regular y menos vigoroso, como las posturas de Yoga fácil (véase el Capítulo 3), pueden ayudar a aliviar los efectos de la AR. Además, el *Estiramiento yóguico de pies* estira con seguridad los pies y tobillos, y la *Respiración prana* ayuda a relajarse, aliviar la tensión y reenergetizarse.

Pautas del yoga para aliviar molestias y dolores

Cada uno de nosotros debe ser consciente de sus propias capacidades y limitaciones. Tenga en cuenta las siguientes pautas en su práctica yóguica para aliviar molestias y dolores.

- Antes de iniciar este programa de yoga, consulte con el médico acerca de su artritis.
- Empiece este programa de yoga de manera gradual. No se apresure ni se fuerce más allá de sus límites. En lugar de ello, trabaje con suavidad y regularidad a fin de aumentar las capacidades de su cuerpo.
- La posturas de yoga no deben realizarse cuando existe inflamación en las articulaciones, o bien están hinchadas o lesionadas.
- Escuche a su cuerpo y aprenda la diferencia entre un cansancio sano y el dolor. Detenga cualquier ejercicio si siente dolor.
- Tal vez quiera entrar en calor antes de iniciar la sesión de yoga tomando una ducha o baño caliente, y permanecer caliente ejecutando las posturas en una habitación caldeada. También puede llevar ropa que le abrigue.
- Trabaje gradualmente en las posturas. No mantenga una postura durante un período demasiado largo. En lugar de ello, intente varias repeticiones breves de cada postura.

10 minutos de alivio yóguico

Si dispone de tiempo limitado utilice la serie 10 minutos de alivio yóguico por separado. Podrá obtener beneficios incluso si sólo dispone de 10 minutos para realizar esta práctica. Para obtener beneficios longevos adicionales, combine esta serie con cualquiera de las series de Yoga fuente de juventud del Capítulo 4. Vea por ejemplo la combinación de mantenimiento de la serie Yoga fuente de juventud y la serie 10 minutos de alivio yóguico que viene a continuación.

Tenga en cuenta que realizar esta rutina con comodidad pudiera costarle más de 4 semanas, dependiendo de su condición física. Si se siente cómodo y confiado realizando las posturas de las 1.ª y 2.ª semanas, continúe con las 3.ª y 4.ª. Si no, permanezca con las 1.ª y 2.ª hasta que se sienta lo suficientemente fuerte para continuar.

1.ª y 2.ª semanas

Programación de la serie: practique 10 minutos, 3 días a la semana.

Posturas de alivio yóguico. Elija al menos tres de entre las siguientes:

Estiramiento yóguico de dedos
Estiramiento yóguico de muñecas
El bastón
Balancear la cadera
El zapatero
El guerrero I modificada
Respiración prana

3.ª y 4.ª semanas

Programación de la serie: practique durante 10 minutos, 3 días a la semana.

Posturas para aliviar molestias y dolores. Elija al menos tres de entre las siguientes:

Mudra de manos Namaste
Estiramiento yóguico de pies
Saludo a los dioses y diosas
Estiramiento lateral
El medio loto

Fuente de juventud, nivel mantenimiento y serie Alivio yóguico

Una combinación de 10 minutos de alivio yóguico y la serie Fuente de juventud ayuda a aliviar molestias y dolores y a prevenir otros futuros, así como a conseguir y mantener una buena forma, flexibilidad y fuerza cardiovascular.

1.ª semana y después

Programación de la serie: practique *El saludo al sol* 5 días a la semana durante 30 minutos, seguidos de dos posturas invertidas, más *El pez modificada* y Calmar. Los días 1, 3 y 5 de práctica, después de *El pez modificada* continúe con posturas pertenecientes a la serie Alivio yóguico. Finalizar con Calmar.

Calentamiento: ejecute *El saludo al sol* una vez, lentamente, manteniendo cada postura durante 5 respiraciones.

El saludo al sol: ejecute 6 repeticiones de *El saludo al sol*, manteniendo cada postura durante entre 1 o 3 respiraciones.

Posturas invertidas. Elija dos de entre las siguientes:

Invertida con apoyo
El puente con correa
La vela apoyada en la pared
Postura de tranquilidad
La media parada de cabeza
El arado con apoyo

Más:
El pez modificada (p. 152)

Posturas de Alivio yóguico: Los días 1, 3 y 5, realice la serie 10 minutos de alivio yóguico.

Calmar
Relajación apoyada

Posturas de Alivio yóguico

ESTIRAMIENTO YÓGUICO DE DEDOS

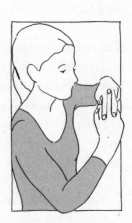

Efectos: el *Estiramiento yóguico de dedos* aumenta la circulación y flexibilidad en los dedos y las articulaciones de las manos. Asegúrese de estirar cada dedo con suavidad.

Cómo hacerlo:

1. Caliéntese las manos frotándolas juntas con energía, como si se las lavase, durante unos 10 segundos.

2. Empiece colocando el dedo índice y el dedo cora-

zón de la mano izquierda a ambos lados de la base del dedo pulgar. Doble un poco hacia atrás el pulgar.

3. Repita con cada dedo de la mano derecha.

4. Invierta las manos y repita.

ESTIRAMIENTO YÓGUICO DE MUÑECA

Efectos: el *Estiramiento yóguico de muñecas* puede ayudar a aliviar la tirantez acumulada a causa de movimientos repetitivos de muñecas, aliviar la tensión de las manos y aumentar la flexibilidad de las muñecas.

Cómo hacerlo:

1. Caliéntese las manos y muñecas frotándolas juntas con energía, como si se las lavase, durante unos 10 segundos.

2. Rote la muñeca derecha hacia la izquierda, en sentido contrario a las agujas del reloj, 5 veces. Luego rótela hacia la derecha, en el sentido de las agujas del reloj, también 5 veces. Intente mantener el antebrazo derecho estable, paralelo al suelo.

3. Rote la muñeca izquierda hacia la derecha, en el sentido de las agujas del reloj, 5 veces. Luego rótela hacia la izquierda; en sentido contrario a las agujas del reloj, también 5 veces. Intente mantener el antebrazo izquierdo estable, paralelo al suelo.

4. Con los dedos y la palma de la mano ligeramente abierta, flexione y extienda las muñecas unas 10 veces. Intente mantener el antebrazo estable, paralelo al suelo.

MUDRA DE MANOS NAMASTE (ANJALI MUDRA)

Efectos: el *Mudra de manos Namaste* se utiliza como un gesto sagrado de bienvenida, que podría traducirse como: «Lo divino en mí se inclina ante lo divino en ti». También se utiliza para iniciar *El saludo al sol*, y en algunas otras posturas, como en *La montaña* o posturas de equilibrio. El *Mudra de manos Namaste* estira con suavidad las muñecas, las manos y los dedos, y ayuda a colocar dedos torcidos en su postura normal.

Cómo hacerlo:

1. Siéntese en el suelo con las piernas cruzadas, y la espalda derecha. Deje caer ligeramente la barbilla, estirando la parte de atrás del cuello. Si le resulta difícil sentarse en el suelo, o prefiere no hacerlo, puede ejecutar esta postura sentándose cómodamente en una silla, apoyando la planta de los pies en el suelo, sin zapatos, y con la columna vertebral derecha.

2. Caliéntese las manos y muñecas frotándolas juntas con energía, como si se las lavase, durante unos 10 segundos.

3. Inspire, llevando lentamente las manos juntas hacia el centro del pecho, en la postura de oración. Si siente dolor en las muñecas, junte los antebrazos.

4. Espire al empujar con suavidad las manos y dedos juntos. Presione y enderece cualquier dedo torcido. Mantenga durante 2 respiraciones.

6. Suelte la presión, retirando los dedos juntos.

7. Cuando vaya adquiriendo fuerza, repita aumentando gradualmente la presión.

ESTIRAMIENTO YÓGUICO DE PIES

Efectos: el *Estiramiento yóguico de pies* estira con seguridad los dedos de los pies, los tobillos y las plantas de los pies. Este estiramiento también mejora la movilidad, el alineamiento y la fuerza de los pies, aliviando tensión y dolor.

Cómo hacerlo:

1. Arrodíllese en el suelo con los dedos de los pies metidos debajo, y las nalgas descansando sobre los talones y la columna vertebral bien derecha. Si esta postura le resulta difícil o dolorosa, intente apoyar parte del peso con las manos en el suelo. Si todavía experimenta dolor o incomodidad, deténgase de inmediato y salga de la postura.

2. Permita que el peso del cuerpo le estire los dedos de los pies, los pies y los tobillos. Mantenga la postura durante 2 respiraciones completas.

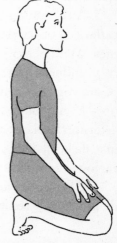

3. Suelte los dedos de los pies y repose el empeine en el suelo. Descanse.

4. Al ir adquiriendo fuerza y flexibilidad, repita la postura.

EL BASTÓN *(DANDASANA)*

Efectos: refuerza los músculos cuádriceps (en la cara anterior de los muslos), ayuda a estabilizar las rodillas, y mantiene alineados los huesos de las piernas. También mejora la postura y ayuda a prevenir el encorvamiento.

Cómo hacerlo:

1. Siéntese en el suelo con una manta doblada bajo las caderas y las piernas estiradas frente al tronco.

2. Sienta la contracción de los tendones cuádriceps colocando la mano derecha en el extremo inferior de la rótula derecha. Estire y enderece las piernas, apretando hacia fuera con los talones. Sentirá tensarse el cuádriceps derecho y cobrar firmeza a la rótula. Repítalo con la mano izquierda sobre la rótula izquierda. Esta acción estabiliza y refuerza la rodilla.

3. A continuación repose las manos planas junto a las caderas, con la yema de los dedos apuntando hacia los pies. Meta el ombligo hacia la columna vertebral. Estire y enderece las piernas, empujando con los talones. ¡Contraiga los tendones cuádriceps! Apriete los hombros hacia abajo, alejándolos de las orejas, y levante el esternón hacia el cielo. Empuje ligeramente con las palmas de las manos en el suelo. Mantenga durante 2 respiraciones completas.

4. Al ir adquiriendo fuerza y flexibilidad, prescinda de la manta y repita la postura.

SALUDO A LOS DIOSES Y DIOSAS
(VARIACIÓN DE ANJANEYASANA)

Efectos: realizar esta postura estira los músculos cuádriceps (en la cara delantera de los muslos), y tonifica y refuerza la espalda, las caderas y las nalgas.

Cómo hacerlo:

1. A partir de la postura arrodillada, adelante la pierna izquierda, colocando la planta del pie izquierdo plana sobre el suelo. Disponga una manta doblada bajo la rodilla izquierda para estar cómodo, si fuese necesario. Sitúe las manos sobre la rodilla izquierda, manteniendo el equilibrio.

2. Levante los brazos por encima de la cabeza, con las palmas de las manos juntas, y los pulgares cruzados. Inspire, empuje e inclínese hacia atrás, apretando las nalgas con firmeza y basculando la pelvis, para proteger la región lumbar. Mire hacia arriba. Mantenga la postura 1 respiración.

3. Regrese poco a poco a la postura inicial, contrayendo los abdominales. Repose las manos sobre la rodilla izquierda, manteniendo el equilibrio.

4. Repita del otro lado.

ESTIRAMIENTO LATERAL
(VARIACIÓN DE PARSVOTTANASANA)

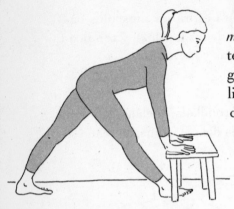

Efectos: ejecutar el *Estiramiento lateral* le estirará los tendones de la corva con seguridad, ayudando a estabilizar las rodillas, así como a corregir la mala alineación de las piernas y los desequilibrios musculares.

Cómo hacerlo:

1. Coloque una mesita, silla o banqueta junto al pie derecho. Permanezca de pie, con los pies separados entre 1 y 1,2 m. Inspire y pivote el pie derecho 90 grados hacia la derecha, y luego el izquierdo ligeramente hacia dentro, a la derecha. Gire el cuerpo hacia la derecha para mirar en la misma dirección. Tense el cuádriceps y las rótulas.

2. Espire y flexione el torso hacia adelante, colocando ambas manos sobre la banqueta. Mantenga la postura durante 2 respiraciones.

3. Inspire, estire el cuerpo hacia arriba y regrese al centro. Repita del lado izquierdo.

BALANCEAR LA CADERA

Efectos: *Balancear la cadera* estirará con suavidad las caderas, los muslos, las rodillas y los tobillos, restituyéndoles una mayor movilidad. Esta postura es una buena preparación para *El medio loto.*

Cómo hacerlo:

1. Siéntese en el suelo, con las piernas estiradas por delante. Agarre el pie derecho y sitúelo en el interior de su codo izquierdo flexionado. Rodee la rodilla derecha con el brazo derecho y agárrese las manos. Si no puede mantener la pierna izquierda estirada por delante, flexiónela tanto como sea necesario. Con la práctica podrá estirarla cómodamente.

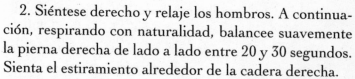

2. Siéntese derecho y relaje los hombros. A continuación, respirando con naturalidad, balancee suavemente la pierna derecha de lado a lado entre 20 y 30 segundos. Sienta el estiramiento alrededor de la cadera derecha.

3. Cambie de piernas y repita con el otro lado.

EL ZAPATERO *(BADDHA KONASANA)*

Efectos: *El zapatero* le estirará delicadamente las caderas, los muslos, las rodillas y los tobillos, restituyéndoles una mayor movilidad. Esta postura es una buena preparación para *El medio loto*.

Cómo hacerlo:

1. Siéntese en el suelo, flexione las rodillas, y junte las plantas de los pies. Siéntese derecho, elevando el esternón hacia el cielo. Si se le encorva la columna, coloque una manta doblada bajo las caderas.

2. Meta los talones hacia las caderas. Rodee los dedos gordos de los pies con las manos y permita que la gravedad relaje las articulaciones de las caderas y que empuje las rodillas hacia el suelo.

3. Mantenga la postura durante varias respiraciones, respirando con naturalidad.

EL MEDIO LOTO (ARDHA PADMASANA)

Efectos: *El medio loto* es una postura clásica de meditación que enseña lo que es una buena alineación de pierna, tobillo y pie, y que devuelve la flexibilidad a las caderas y piernas. Si tiene las caderas rígidas, las piernas se le levantarán al intentar *El medio loto*. Si se fuerza a realizar esta postura puede provocarse incluso un esguince. Proceda con cautela y suavidad. Para aumentar la flexibilidad de la cadera, continúe practicando *El zapatero* y *Balancear la cadera*, antes de intentar de nuevo *El medio loto*. Con la práctica, sus rodillas acabarán por acercarse al suelo. Descubrirá que la práctica continua y cuidadosa de *El zapatero*, *Balancear la cadera* y *El medio loto* es importante para la salud a largo plazo de las caderas, rodillas y pies.

Cómo hacerlo:

1. Siéntese en el suelo, en la postura de piernas cruzadas. Agárrese con suavidad el pie derecho y colóquelo

con cuidado lo más alto posible sobre el muslo izquierdo, con la planta del pie mirando hacia arriba. También estará bien si sólo puede conseguir que el pie llegue a la pantorrilla izquierda. La pierna izquierda continúa en la postura de piernas cruzadas. ¡No fuerce esta postura! Si siente la rodilla izquierda dolorida, o bien si se le levanta en el aire, es que todavía no está preparado para esta postura.

2. Siéntese derecho, elevando el esternón, con las palmas de las manos reposando sobre las rodillas. Mantenga la postura durante algunos segundos, respirando con naturalidad.

3. Suelte con suavidad el pie derecho, retornándolo a la postura de piernas cruzadas. Repita la postura con el pie izquierdo.

EL GUERRERO I MODIFICADA
(VIRABHADRASANA 1 MODIFICADA)

Efectos: *El guerrero I* refuerza las piernas y caderas, y mejora el equilibrio y la energía. Tal como indica su nombre, se trata de una postura de poder y fuerza. Cuando se sienta cómodo y fuerte ejecutando *El guerrero I* sin la ayuda de una pared, pase a practicar *El guerrero II*.

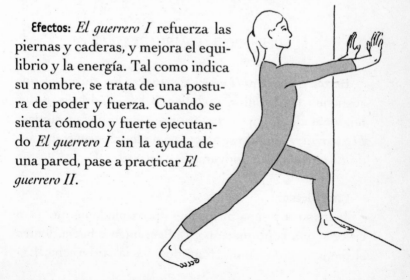

Cómo hacerlo:

1. Ponga las manos en la pared a una distancia similar a la existente entre los hombros y un poco por encima de la altura de éstos. Permanezca de pie, con los pies separados entre 1 y 1,2 m, con el pie izquierdo mirando hacia adelante y los dedos tocando la pared y el derecho girado hacia fuera.

2. Flexione la pierna izquierda hasta que casi forme un ángulo recto. La pierna derecha está recta. Mueva las caderas para que miren hacia la pared. Empuje los omóplatos hacia abajo a la vez que empuja la pared con las manos.

3. Inspire y enderece la pierna izquierda, manteniendo las manos contra la pared. Espire y flexione la pierna izquierda. Repita 2 veces.

4. Repita la postura del otro lado. Cuando deje de necesitar el apoyo de la pared, levante ambos brazos por encima de la cabeza con las palmas de las manos mirándose entre sí.

EL GUERRERO II *(VIRABHADRASANA II)*

Efectos: *El guerrero II* estira y refuerza los músculos que sostienen las rodillas, incluyendo los cuádriceps y los tendones de la corva. Estará preparado para practicar *El guerrero II* cuando se sienta cómodo y fuerte ejecutando *El guerrero I* sin apoyarse en la pared.

Cómo hacerlo:

1. Inspirar y separar los pies aproximadamente 1,2 m entre sí, y a continuación gire ligeramente hacia dentro el pie izquierdo, unos 15 grados, hacia la derecha. Ex-

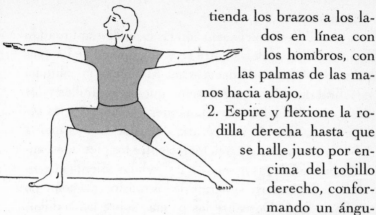

tienda los brazos a los lados en línea con los hombros, con las palmas de las manos hacia abajo.

2. Espire y flexione la rodilla derecha hasta que se halle justo por encima del tobillo derecho, conformando un ángulo recto. Si al principio no puede formar el ángulo recto, flexione con cuidado la rodilla derecha hasta donde pueda hacerlo con comodidad, pero manteniendo el control y la alineación. No deje que la rodilla se incline hacia ningún lado, ni que pierda la alineación con el tobillo. Gire la cabeza para mirar hacia la punta de los dedos extendidos de la mano derecha.

3. Enderece las piernas y repita del otro lado.

EL HÉROE (*VIRASANA*)

Efectos: la postura de *El héroe* estira los músculos cuádriceps, las rodillas, los tobillos y el empeine de los pies. Empiece sentándose con una manta doblada, un libro o un bloque bajo las caderas. Vaya rebajando el apoyo de manera gradual al ir ganando flexibilidad, hasta que pueda sentarse cómodamente en el suelo entre los pies.

Cómo hacerlo:

1. Arrodíllese en el suelo con las espinillas apuntando hacia atrás y paralelas entre sí, y el empeine de los pies estirado y apuntando hacia atrás. Mantenga la columna vertebral derecha. Asegúrese de que las espinillas y los pies están alineados correctamente, o someterá a las rodillas a una tensión innecesaria. Siéntese en una manta doblada o con un listín telefónico entre los pies. Descanse las palmas de las manos en las rodillas. Sienta el estiramiento en la parte superior de los muslos, así como en tobillos y pies. Descanse las palmas sobre las rodillas. Respire y mantenga la postura durante unos segundos.

2. Una vez que esté listo, baje o quite el apoyo, ¡pero no se fuerce! ¡Detenga la postura si le duelen o se le agarrotan las rodillas, los tobillos o los pies!

3. Para salir de la postura, vuelva a arrodillarse.

EL ÁGUILA *(GARUDASANA)*

Efectos: *El águila* estira los omóplatos, los brazos y las manos; refuerza las piernas; y mejora el equilibrio y el vigor. Practique separadas las secuencias de brazos y piernas hasta que pueda mantener el control, la alineación y el equilibrio. Tenga a mano una silla o póngase cerca de la pared para contar con un apoyo, en caso de necesitarlo.

Cómo hacerlo:

1. Primero practique la parte de los brazos. Empiece con *La montaña* (véase p. 32). Flexione el codo derecho y elévelo a la altura del pecho. Cruce el brazo y el codo izquierdo bajo el brazo y el codo derechos. Junte las palmas de las manos. Sienta el estiramiento a través de

los hombros y la región dorsal de la
espalda. Respire con naturalidad y
mantenga la postura.

2. Repita con el lado contrario, invirtiendo el cruce de los brazos.

3. A continuación practique la parte
de las piernas. Empiece con *La montaña*.
Manténgase cerca de una silla o pared por
si necesitase apoyo. Flexione la rodilla izquierda, y luego cruce y enrolle la pierna derecha sobre el muslo izquierdo, enganchando
el tobillo derecho alrededor de la parte de
atrás del tobillo izquierdo. Si le resulta difícil enganchar el tobillo derecho tras el izquierdo, no tiene más que bajar el pie derecho, de manera
que el extremo de los dedos de los pies repose en el suelo.
Respire con naturalidad y mantenga el equilibrio durante
unos segundos. Suelte y regresa a *La montaña*.

4. Repita del otro lado e invierta el cruce de piernas.

5. Cuando sienta que puede mantener el control, el
alineamiento y el equilibrio, combine las secuencias de
brazos y piernas. Empiece con la postura de *La montaña*.
Cruce el brazo y el codo izquierdos bajo el brazo y el codo derechos. Junte las palmas de las manos. Flexione la
rodilla izquierda, luego cruce y enrolle la pierna derecha
sobre el muslo izquierdo y enganche el tobillo derecho
alrededor de la parte de atrás del tobillo izquierdo. Si le
resulta difícil enganchar el tobillo derecho tras el izquierdo, no tiene más que bajar el pie derecho, de manera que el extremo de los dedos de los pies repose en el
suelo. ¡Respire y mantenga el equilibrio!

6. Repita del lado contrario, invirtiendo el cruce de
brazos y piernas.

RESPIRACIÓN PRANA *(VARIACIÓN DE PRANAYAMA)*

Efectos: la *Respiración prana* aumenta el prana (la energía vital), facilita la curación y alivia el estrés. Libera la tensión y estira los omóplatos, brazos y manos. También estimula puntos de digitopuntura entre los omóplatos, revitalizando los sistemas respiratorio, circulatorio y nervioso.

Cómo hacerlo:

1. Permanezca de pie, derecho. Inspire lentamente a través de la nariz y estire los brazos a los lados. Las palmas de las manos miran hacia adelante. Sienta la respiración expandiéndose desde el centro del pecho a través de los brazos, hasta la yema de los dedos. Continúe extendiendo los brazos hacia atrás, manteniéndolos derechos, abriendo el pecho, y apretando ligeramente los omóplatos entre sí, y eche la cabeza hacia atrás. Extienda la sensación de la respiración por todo el cuerpo, hasta la punta de los dedos de los pies.

2. Espire poco a poco por la nariz y extienda los brazos hacia adelante, con las palmas de las manos encontrándose por delante, a la vez que curva la columna vertebral hacia dentro y echa la cabeza hacia adelante. Lleve esa sensación expansiva de retorno al centro del pecho.

3. Continúe *Respiración prana*, lenta y rítmicamente, abriendo y cerrando los brazos y el cuerpo con cada respiración. Continúe durante entre 30 y 60 segundos.

Capítulo 7

Yoga para el sexo y la vitalidad

Yoga para una vitalidad para siempre

Se puede disfrutar la edad madura y continuar viviendo una vida sana y juvenil hasta bien entrada la edad dorada si se practica la serie de yoga revitalizador que aparece a continuación. Puede que sea usted uno de los millones de personas que está llegando a la edad madura, y experimentando perimenopausia, menopausia, osteoporosis, problemas de próstata, disminución del vigor sexual, o impotencia. Mediante su práctica regular, estas sencillas pero efectivas posturas de yoga pueden mejorar muchos de los incómodos síntomas asociados con esa época de la vida, abriendo la puerta para poder abrazarla, honrarla e incluso celebrarla como un período de cambio y crecimiento personal.

Aproximadamente 76 millones de *baby boomers* estadounidenses experimentarán la crisis de la edad madura y la menopausia al mismo tiempo, una situación sin precedentes en la historia.

Este acontecimiento demográfico sin precedentes va a crear profundos cambios sociales, económicos y culturales. Esperemos que uno de los resultados sea un enfoque y consideración más iluminada acerca de la menopausia y la crisis de los cuarenta. Históricamente, esta fase de la vida se consideró como una transición hacia la vejez, pero ha dejado de ser así. Los avances en medicina y salud, junto con cambios de actitud han proporcionado a los *baby boomers* del siglo XXI confianza en que todavía les queda mucho por vivir. Como la edad promedio de la menopausia son los 50 y la esperanza de vida se ha alargado, los *baby boomers* pueden esperar vivir un tercio de sus vidas tras la menopausia y la edad madura.

Muchos cambios sucedidos en la madurez, como la reducción de los niveles hormonales, el aumento de peso, y la pérdida de líbido, pueden aliviarse adoptando saludables cambios en el estilo de vida, como puede ser practicar yoga. Esta práctica puede ayudar a equilibrar el sistema endocrino y facilitar los cambios hormonales de la madurez. Las posturas que soportan peso refuerzan los huesos y ayudan a prevenir la osteoporosis. Hay posturas específicas de yoga que aumentan la circulación hacia los órganos genitales y la próstata, contribuyendo así a una vida sexual sana, activa y alejada de la Viagra.

Con la primera generación de *baby boomers* empezando su periplo en la menopausia y la madurez, el yoga puede convertirse en la piedra angular de una salud perdurable.

Yoga y «el cambio»

La menopausia, o «el cambio de vida», señala el fin de la fertilidad femenina, el cese de la ovulación y menstruación. Los cambios hormonales de la menopausia pueden provocar toda una batería de síntomas, incluyendo sofocos, sudores nocturnos, cambios de humor, disminución del deseo sexual, palpitaciones cardíacas, pérdida de cabello en el cuero cabelludo y aparición de vello en el rostro, aumento de peso, y desmineralización ósea que provoca osteoporosis. Estos cambios físicos eran considerados por la profesión médica y por la sociedad como manifestaciones de una enfermedad o deficiencia. Por fortuna las actitudes están cambiando. La menopausia es considerada algo normal, una transición natural desde los años de fertilidad a la madurez. Son muchas las mujeres que celebran la menopausia como una época de sabiduría, capacitación, y de libertad sexual recién descubierta.

El primer paso en «el cambio» tiene lugar con la perimenopausia, un estadio transitorio que puede durar diez o más años antes de que empiece la verdadera menopausia. Las mujeres a mitad o finales de la treintena y principios de la cuarentena pueden experimentar niveles hormonales irregulares y síntomas parecidos a los premenstruales, como inflamación, dificultad para conciliar el sueño, cambios de humor y molestias en el pecho.

Las investigaciones han demostrado que el ejercicio, incluida la práctica yóguica aquí descrita, puede ayudar a suavizar los incómodos síntomas que acompañan la perimenopausia y la menopausia. Se puede reducir la incidencia de los sofocos y los sudores nocturnos mediante posturas yóguicas refrescantes que colocan la cabeza por debajo del corazón, como *El perro mirando hacia abajo*, *El pavo real modificada*, e *Invertida con apoyo*. Otras posturas, como *Acuclillarse*, *Medio señor de los peces*, *El arco*, y *El pez modificada*, mejoran el equilibrio, alivian cambios hormonales y vaginales, aumentan la circulación hacia las glándulas tiroides y suprarrenal, y tonifican el abdomen, la pelvis y los órganos genitales.

Forjando huesos fuertes

Puede que la osteoporosis no le preocupe especialmente porque piensa, equivocadamente, que se trata de un problema exclusivo de mujeres frágiles y ancianas. Aunque la osteoporosis se ha venido relacionando con mujeres ancianas, es una enfermedad que puede manifestarse a una edad relativamente temprana y que puede afectar tanto a hombres como a mujeres sanos. La «osteoporosis» se define como una pérdida de masa ósea, específicamente cuando el cuerpo pierde más células óseas de las que crea. Como podrá imaginar, eso disminuye la densidad ósea, que a su vez provoca fragilidad ósea, aumentando el riesgo de fracturas.

Sus huesos, que puede que parezcan muy sólidos y estáticos, en realidad están conformados de tejido vivo y en crecimiento. Durante la infancia se crea más hueso del que se pierde. Nuestra masa ósea alcanza su densidad más elevada alrededor de la edad de 30 años. La densidad ósea máxima depende hasta cierto punto de cuánto calcio y otros nutrientes se han absorbido durante la infancia. Forjar huesos fuertes durante la infancia y la adolescencia puede ser la mejor manera de prevenir la osteoporosis. No obstante, debido a una mala nutrición, cuestiones genéticas, y otros factores, muchos jóvenes no forjan la suficiente masa ósea como para poder soportar su pérdida más adelante. Aproximadamente alrededor de los 40 años, tanto hombres como mujeres inician un lento proceso de pérdida ósea relacionado con la edad.

En las mujeres, esa pérdida ósea se acelera tras la menopausia, cuando disminuyen los niveles de estrógenos. Según la Fundación Nacional de la Osteoporosis de Estados Unidos, 28 millones de ciudadanos de ese país

—mujeres, en un 80 %— están afectados por la osteo-porosis. La Fundación Nacional de la Osteoporosis advierte que las posibilidades de que una mujer sufra una fractura de cadera es igual al riesgo combinado de contraer cáncer de mama, uterino y de ovarios. Una de cada dos mujeres, y uno de cada ocho hombres, de más de 50 años, sufren una fractura relacionada con la osteoporosis a lo largo de su vida, lo cual significa 1,5 millones de fracturas óseas al año sólo en EE.UU.

La osteoporosis no es sólo una enfermedad femenina; más de dos millones de estadounidenses padecen esta «enfermedad silenciosa». Aunque los hombres no experimentan la súbita aceleración de pérdida ósea por la que atraviesan las mujeres tras la menopausia, al llegar a los 65 años, hombres y mujeres pierden masa ósea al mismo ritmo. Muchas personas no se dan cuenta de que tienen osteoporosis porque no suele diagnosticarse hasta que un accidente relativamente poco importante provoca una fractura. Una prueba de densidad ósea (también llamada de densidad mineral) puede detectar la osteoporosis antes de que tenga lugar una fractura; también puede utilizarse para determinar la tasa de pérdida ósea y seguir los efectos del tratamiento. Consulte a su médico para determinar si debería someterse a dichos análisis.

Aunque lo ideal sería iniciar la prevención de la osteoporosis cuando se tienen 30 años, nunca es demasiado tarde para prevenir una ulterior pérdida de masa ósea. La mejor manera de conseguirlo es introduciendo cambios en el estilo de vida que forjen unos huesos fuertes, como puede ser consumir una dieta equilibrada, rica en calcio y vitamina D, así como la práctica regular de ejercicio que soporte peso (como el yoga, el levantamiento de pesas, o caminar) diariamente. Las posturas de yoga estimulan a los huesos a retener calcio a través de sostener peso con las piernas y brazos. Eso combate la pérdida ósea al traspasar la tensión a los huesos, que a su vez facilita el crecimiento de nueva masa ósea. La práctica yóguica también mejora el equilibrio, la postura y la mecánica corporal, disminuyendo la posibilidad de una caída traumática o de fracturas. Por ejemplo, posturas de y en las que se está de pie, como *El triángulo invertido*, *La media luna modificada* y *Preparación para el guerrero III*, pueden mejorar el equilibrio, la coordinación y la mecánica corporal, que a su vez puede ayudar a prevenir potenciales caídas y fracturas. Las posturas invertidas que aguantan peso, como *El perro mirando hacia abajo con una pierna* o *El pavo real modificada*, refuerzan los huesos en la zona superior e inferior del cuerpo.

Yoga para hombres

La menopausia no sólo afecta a las mujeres. Los hombres maduros suelen quejarse o sufrir del aumento de peso, de la pérdida de interés sexual, de pérdida muscular y ósea, depresión y falta de energía. Los síntomas de la «menopausia masculina», conocida como andropausia, son el resultado del descenso de los niveles hormonales debidos tanto al envejecimiento como a hábitos poco saludables. Según los expertos, estos síntomas pueden prevenirse e invertirse introduciendo cambios en el estilo de vida, que incluyan la práctica regular de ejercicio y, en ciertas situaciones, terapia a base de testosterona.

Muchos hombres maduros también empiezan a sentir una urgencia cada vez mayor de orinar. La causa suele ser una dilatación benigna de la próstata, o hiperplasia prostática benigna (HPB). En la HPB, la próstata se empieza a dilatar poco a poco, provocando un aumento de la frecuencia urinaria u otras dificultades con la orina. Los problemas urinarios también pueden ser señal de cáncer de próstata, el cáncer más común entre los estadounidenses, después del de piel. Por esta razón, la Sociedad del Cáncer de EE.UU. recomienda una prueba anual de antígeno prostático específico (APE) y un examen rectal digital (ERD) a todos los hombres mayores de 50 años, para ayudar a detectar la presencia del cáncer. Las investigaciones han demostrado que cambios positivos de estilo de vida, como la adopción de una dieta sana y la práctica regular de ejercicio, pueden ayudar a prevenir problemas de la próstata.

El programa de yoga que aparece en este capítulo puede ayudar a los hombres a atravesar suavemente la andropausia y evitar los problemas de próstata. Posturas de yoga como *El arco*, *Medio señor de los peces*, *El gato sentado* y *El zapatero tendido en el suelo*, tonifican el abdomen, la pelvis y los órganos genitales, equilibran las hormonas y facilitan la circulación hacia la próstata. Mula bandha, o «llave de la raíz», que contrae el perineo, ayudará a reforzar el esfínter urinario y beneficiará el tracto urogenital.

Yoga y sexualidad

Algunas personas —¡los que tienen menos de 30 años!— tienen la impresión equivocada de que la menopausia significa el fin de la sexualidad. La agradable y excitante realidad es que la madurez señala también la mitad de la vida sexual activa. Tanto hombres como mujeres pueden disfrutar de un sexo gratificante tras la menopausia-andropausia y sentirse estupendamente.

Hay problemas sexuales, pero que a menudo pueden remediarse. La impotencia tiene muchas causas, como la deficiencia de testosterona, las medicaciones reductoras de la líbido, enfermedades, estrés, o lesiones. Se suele recomendar acudir a un consejero, en caso de tratarse de una cuestión psicológica, como ansiedad acerca del rendimiento o insatisfacción marital. No obstante, en muchos casos, el problema subyacente se debe a un estilo de vida que deja mucho que desear en términos de salud. La impotencia puede prevenirse introduciendo cambios positivos en el estilo de vida, como una dieta sana y la práctica regular de ejercicio.

Aumentar la flexibilidad mediante la práctica del yoga significa que dispondrá de más posturas sexuales. Posturas yóguicas como *El zapatero tendido en el suelo* y *Acuclillarse* pueden ser ejecutadas tanto por hombres como por mujeres a fin de aumentar la flexibilidad y facilitar la circulación a través de la pelvis y los órganos genitales.

La práctica del yoga tántrico puede ayudar a mejorar la sexualidad. La sexualidad sagrada tántrica ha sido recientemente reintroducida y popularizada en Estados Unidos. Esta rama del yoga busca equilibrio, paz interior, y trascendencia a través de los actos cotidianos de la vida, como alimentarse, respirar, y la unión sagrada de lo masculino y lo femenino. Los antiguos preceptos del yoga tántrico, escritos hace casi dos mil años, pueden resultar muy útiles a la hora de ayudar a curar disfunciones sexuales.

Mula bandha, o «llave de la raíz», una postura esencial tántrica, ofrece muchos beneficios de salud para hombres y mujeres. Mula bandha se parece a los ejercicios Kegel, que entrenan y refuerzan los músculos del suelo pélvico, aumentando el placer sexual, reduce la incontinencia, mejora la salud de la próstata y retrasa el envejecimiento del perineo. Otras posturas tántricas, como *El gato sentado* y *El gato de pie*, facilitan la circulación a través de la pelvis y los órganos genitales, reforzando el sistema sexual, y aumentando la energía sexual.

Antes de empezar

- Tenga en cuenta que está iniciando un programa de forma física, y que debe ir trabajando de manera cómoda y gradual hasta alcanzar la frecuencia y duración de las posturas sugeridas.
- Ejecute las posturas lenta y conscientemente, según sus posibilidades. No deberían provocarle dolor, y no debería quedarse sin aliento. Si siente incomodidad, detenga la ejecución y salga de la postura.
- Consulte a su médico antes de iniciar un nuevo programa de ejercicios.

Serie Yoga para el vigor sexual

La serie Yoga para el vigor sexual puede practicarse perfectamente aunque se disponga de tiempo limitado. Obtendrá beneficios aunque sólo cuente con 10 minutos para realizar estos ejercicios de yoga. Para obtener beneficios longevos adicionales, combine esta serie con cualquiera de las series de Yoga fuente de juventud del Capítulo 4. Vea por ejemplo la combinación de mantenimiento de la serie de mantenimiento de Yoga fuente de juventud y de Yoga para el vigor sexual que viene a continuación.

Tenga en cuenta que realizar esta rutina con comodidad pudiera costarle más de 4 semanas, dependiendo de su condición física. Si se siente cómodo y confiado realizando las posturas de las 1.ª y 2.ª semanas, continúe con las 3.ª y 4.ª. Si no, permanezca con las 1.ª y 2.ª hasta que se sienta lo suficientemente fuerte para continuar.

1.ª y 2.ª semanas

Programación de la serie: practique de 10 a 15 minutos, 3 días a la semana. Elija en cada serie al menos dos postura apropiadas para su género, y luego continúe al menos con una postura para el vigor sexual.

Posturas femeninas. Elija al menos dos de entre las siguientes:

El arco
El pez modificada
Preparación para el guerrero III

Posturas masculinas. Elija al menos dos de entre las siguientes:

El arco
El pez modificada
Medio señor de los peces

Posturas para el vigor sexual. Elija al menos una de entre las siguientes:

Mula bandha (p. 36)
El gato sentado
El zapatero tendido en el suelo

3.ª y 4.ª semanas

Programación de la serie: practique de 10 a 15 minutos, 3 días a la semana. Elija en cada serie al menos dos postura apropiadas para su género, y luego continúe al menos con una postura para el vigor sexual.

Posturas femeninas. Elija al menos dos de entre las siguientes:

Media luna modificada
El triángulo invertido
El perro mirando hacia abajo con una pierna
Preparación para el pavo real

Posturas masculinas. Elija al menos dos de entre las siguientes:

El zapatero tendido en el suelo
Media luna modificada
El triángulo invertido

Posturas para el vigor sexual. Elija al menos una de entre las siguientes:

Medio señor de los peces
El gato de pie
Acuclillarse

Serie Fuente de juventud, nivel mantenimiento y Yoga para el vigor sexual

Una combinación de 10 minutos de la serie Yoga para el vigor sexual y de la serie Fuente de juventud, nivel mantenimiento, le ayudará a aliviar los cambios de la madurez y a incrementar la vitalidad sexual, así como a crear y mantener una buena forma, flexibilidad y fuerza cardiovascular.

1.ª semana y después

Programación de la serie: practique *El saludo al sol* 5 días a la semana durante 30 minutos, seguida de dos posturas invertidas, más *El pez modificada* y Calmar. Los días 1, 3 y 5 de práctica, después de *El pez modificada* continúe con posturas de la serie Yoga para el vigor sexual. Finalizar con Calmar.

Calentamiento: ejecute *El saludo al sol* una vez, lentamente, manteniendo cada postura durante 5 respiraciones.

El saludo al sol: ejecute 6 repeticiones de *El saludo al sol*, manteniendo cada postura durante entre 1 o 3 respiraciones.

Posturas invertidas. Elija dos de entre las siguientes:
Invertida con apoyo
El puente con correa
La vela apoyada en la pared
Postura de tranquilidad
La media parada de cabeza
El arado con apoyo

Más:
El pez modificada

Serie de Yoga para el vigor sexual: los días 1, 3 y 5, ejecute las posturas durante 10 o 15 minutos.

Calmar
Relajación apoyada

Posturas de Yoga para el vigor sexual

MEDIA LUNA MODIFICADA
(ARDHA CHANDRASANA MODIFICADA)

Efectos: *Media luna modificada* es una postura de pie que soporta peso y que si se realiza correctamente facilita que los huesos de brazos, piernas y la columna vertebral retengan el calcio. Practique esta postura contra una pared para añadir estabilidad y utilice un bloque o apoyo bajo la mano para ayudarse a mantener el alineamiento adecuado, sobre todo si está tieso o débil. Al ir adquiriendo flexibilidad, equilibrio y confianza podrá prescindir del bloque y practicar sólo con la pared como apoyo adicional.

Cómo hacerlo:

1. Permanezca en pie, con la espalda contra la pared, tocándola ligeramente con las nalgas, y con los pies separados entre 1 y 1,20 m. Gire el pie izquierdo 90 grados hacia la derecha y luego el derecho unos 30 grados hacia dentro.

2. Inspire y estire los brazos a los lados adoptando una posición de T. Espire y deslice el torso hacia la izquierda, flexionando la rodilla izquierda a fin de poder depositar las puntas de los dedos de la mano izquierda en el suelo o en un bloque situado aproximadamente a unos 30 cm más allá de los dedos del pie izquierdo.

3. Inspire y trasla-

de el peso a la pierna izquierda, estirándola a la vez que levanta la derecha a la altura de la pelvis. Espire y empuje con fuerza a través del talón derecho mientras levanta la cadera derecha hacia el techo y la atrae hacia la pared. Mire hacia adelante y estire el brazo derecho hacia el techo. Respire y mantenga la postura 30 segundos.

4. Para soltar, flexione la pierna izquierda y baje lentamente el pie derecho hasta el suelo, regresando a la postura de pie.

5. Repita la postura del lado contrario.

EL TRIÁNGULO INVERTIDO *(PARIVARTTA TRIKONASANA)*

Efectos: *El triángulo invertido* es una combinación de una flexión hacia adelante, una torsión, y una postura de pie que soporta peso. Facilita que los huesos de los brazos, piernas y la columna vertebral retengan calcio, que es esencial para crear masa ósea a fin de combatir la osteoporosis. Practique esta postura avanzada cuando se sienta cómodo y fuerte practicando *La pinza* (véase p. 74). Utilice una silla o bloque para ayudarse a mantener el alineamiento correcto, sobre todo si está tieso o débil. Al ir adquiriendo flexibilidad, equilibrio y confianza, intente practicar esta postura sin el apoyo. Las personas con discos vertebrales lesionados no deben practicar ni esta ni otras posturas de torsión sin la asistencia de un profesor experimentado.

Cómo hacerlo:

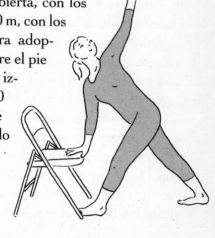

1. Adopte una postura abierta, con los pies separados entre 1 y 1,20 m, con los brazos estirados hacia fuera adoptando una posición en T. Gire el pie izquierdo 90 grados hacia la izquierda y el derecho unos 30 grados hacia la izquierda, de manera que el talón izquierdo esté en línea con el arco del pie derecho. Mueva las caderas para que miren hacia el pie izquierdo.

2. Espire, girando el torso e inclinándose hacia adelante, y descanse la punta de los dedos de la mano derecha en la cara externa del pie izquierdo. Estire el brazo izquierdo por encima de la cabeza. Meta el abdomen. Si le resulta cómodo, gire la cabeza para mirar hacia arriba (si no puede llegar al suelo, descanse la mano derecha en una silla o bloque).

3. Mantenga la postura durante 3 o 4 respiraciones.

4. Incorpórese y repita al otro lado.

EL PERRO MIRANDO HACIA ABAJO CON UNA PIERNA
(VARIACIÓN DE ADHO MUKHA SVANASANA)

Efectos: *El perro mirando hacia abajo con una pierna* es una postura invertida que soporta peso y que sitúa la cabeza por debajo del corazón, ayudando a reducir la incidencia de sofocos y sudores nocturnos. Practicada de manera adecuada, puede reforzar los huesos de la parte superior e inferior del cuerpo.

Cómo hacerlo:

1. Empiece por ponerse a cuatro patas, con las manos directamente debajo de los hombros y las rodillas bajo las caderas. Espire, levantando las caderas mientras coloca el cuerpo en una postura invertida en V. Mantenga los brazos y piernas estirados y empuje con los talones en el suelo. Empuje los hombros hacia abajo, alejándolos de las orejas.

2. Inspire y extienda la pierna izquierda hacia el cielo, en línea con la espalda, y empuje con el talón derecho hacia el suelo. Espire y devuelva la pierna izquierda al suelo.

3. Repita con la pierna derecha.

EL ARCO (*DHANURASANA*)

Efectos: ejecutar adecuadamente *El arco* puede ayudar a equilibrar y aliviar cambios hormonales y vaginales; aumentar la circulación hacia las glándulas tiroides y suprerrenal, y a la próstata; y tonificar el abdomen, la pelvis, y los órganos y glándulas genitales.

Cómo hacerlo:

1. Tiéndase sobre el estómago con la frente tocando la estera. Échese hacia atrás y agárrese los tobillos con firmeza, manteniendo las rodillas separadas a una distancia similar a la existente entre las caderas. Los brazos están estirados.

2. Inspire, luego espire, levantando la frente, nariz

y barbilla. Eleve el pecho del suelo. A fin de proteger la región lumbar, apriete las nalgas y meta la pelvis. Levante las rodillas del suelo.

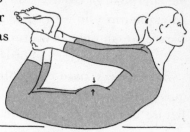

3. Inspire, comprima los omóplatos entre sí y levante el esternón. Relaje el cuello.

4. Espire, aflojando la intensidad del estiramiento ligeramente, luego inspire, levantando el pecho y la caja torácica un poco más.

5. Mantenga la postura un momento. Espire y suelte el estiramiento un poco, luego inspire y levante más el pecho.

6. Suelte las manos de los tobillos y descanse sobre el estómago. Repose un momento.

7. Repita.

PREPARACIÓN PARA EL GUERRERO III
(PREPARACIÓN PARA VIRABHADRASANA III)

Efectos: realizar la *Preparación para el guerrero III* facilita que los huesos de los brazos, piernas y la columna vertebral retengan calcio, que es esencial para crear masa ósea a fin de combatir la osteoporosis. Practique esta postura a cuatro patas preparando *El guerrero III modificada* (véase p. 55).

Cómo hacerlo:

1. Empiece por ponerse a cuatro patas, con la espalda recta como la tabla de una mesa. Inspire y pase el peso

del cuerpo al brazo derecho a la vez que levanta el brazo izquierdo y lo estira por delante. Mire hacia abajo. Espire y mantenga la postura.

2. Repita la acción del otro lado.

3. Inspire y pase el peso del cuerpo a la pierna izquierda, mientras endereza y levanta la pierna derecha. Espire y mantenga, empujando a través de talón derecho.

4. Repita la acción del otro lado.

5. Ahora combine ambas acciones. Desde esa postura de tabla de mesa, inspire y pase el peso al brazo derecho mientras estira y levanta el izquierdo, y pasa el peso a la pierna izquierda a la vez que levanta la pierna derecha. Espire y mantenga la postura.

6. Repita, cambiando de lado.

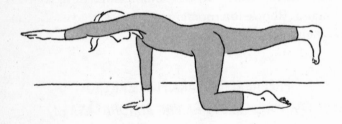

EL PEZ MODIFICADA *(MATSYASANA MODIFICADA)*

Efectos: *El pez modificada* puede aumentar la circulación hacia las glándulas tiroides y suprarrenal, así como hacia los nódulos linfáticos, y puede ayudar a adoptar una buena postura al abrir el pecho y estirar la región lumbar. Utilice un cabezal o mantas dobladas bajo la espalda para ayudar a estirar y abrir el cuello, la garganta, el pecho, y la región dorsal. *El pez* siempre va a continuación de *La vela* (véase *La vela apoyada en la pared*, p. 77).

Cómo hacerlo:

1. Siéntese con las piernas estiradas por delante del cuerpo y la región lumbar a pocos centímetros de un cabezal. Luego inclínese sobre el cabezal y arquee la espalda sobre él. Poco a poco, deje caer la cabeza hacia atrás. Mantenga los brazos estirados a los lados. Respire profundamente 2 veces.

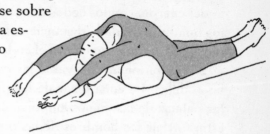

2. Levante los brazos hacia el techo y muévalos con suavidad hacia detrás de la cabeza, de manera que el dorso de las manos entre en contacto con el suelo. Flexione los brazos si los tiene rígidos y si le resulta doloroso. Respire hondo y mantenga la postura durante 1 minuto.

3. Para salir de la postura, ruede hacia un lado, y luego utilice los brazos para sentarse.

PREPARACIÓN PARA EL PAVO REAL
(PREPARACIÓN PARA PINCHA MAYURASANA)

Efectos: La *Preparación para el pavo real* es una postura invertida que aguanta peso y que sitúa la cabeza por debajo del corazón, ayudando a reducir la incidencia de sofocos y sudores nocturnos. Ejecutar esta postura adecuadamente puede reforzar los huesos de la parte superior e inferior del cuerpo.

Cómo hacerlo:

1. Arrodíllese en el suelo, y luego descanse los antebrazos y las palmas de las manos en la estera, por delante del cuerpo, con los codos directamente por debajo de los hombros. Mida la distancia entre los codos colocando el puño izquierdo contra el codo derecho.

2. Espire mientras levante las caderas, enderezando las rodillas. La zona tenar de los pies, los antebrazos y las palmas de las manos empujan con firmeza contra la estera. Aleje los hombros de las orejas y acerque el pecho hacia los muslos. Mantenga la postura hasta 1 minuto, respirando con naturalidad.

4. Para salir de la postura, baje las rodillas hasta la estera, adoptando una postura arrodillada. Mantenga la cabeza baja durante unos momentos antes de sentarse.

MEDIO SEÑOR DE LOS PECES *(ARDHA MATSYENDRASANA)*

Efectos: la postura *Medio señor de los peces* tonifica el abdomen, la pelvis y los órganos genitales, equilibra las hormonas y favorece la circulación hacia la glándula de la próstata.

Cómo hacerlo:

1. Empiece arrodillándose con las nalgas descansando sobre los talones. Coloque la mano derecha en el suelo y desplace suavemente el peso corporal hacia la izquierda hasta que se siente a la izquierda del pie, manteniendo las piernas cruza-

das por debajo. Cruce la pierna derecha sobre la rodilla izquierda, de manera que el pie derecho permanezca plano en el suelo junto a la rodilla izquierda y el pie izquierdo descanse contra la cara posterior del muslo derecho. A continuación descanse las yemas de los dedos de la mano derecha en el suelo, detrás de la nalga derecha. Inspire.

2. Espire, luego gire el torso y coloque el brazo y el codo izquierdos contra la parte inferior de la cara externa del muslo derecho, con la punta de los dedos de la mano izquierda señalando hacia el cielo. Mire por encima del hombro derecho.

3. Inspire y estire la columna vertebral. Espire y profundice la torsión a la derecha. Mantenga la postura durante varias respiraciones.

4. Afloje la torsión y repita del otro lado.

EL ZAPATERO TENDIDO EN EL SUELO
(SUPTA BADDHA KONASANA)

Efectos: *El zapatero tendido en el suelo* facilita la circulación de la sangre hacia la pelvis, los órganos genitales y la glándula de la próstata, y equilibra las hormonas. Utilice un cabezal o dos mantas dobladas bajo la espalda, una manta doblada debajo de la cabeza y otra manta doblada bajo los muslos, para ayudar a estirar y abrir la pelvis, la ingle y las caderas.

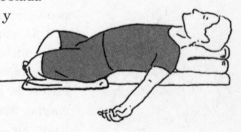

Cómo hacerlo:

1. Siéntese en el suelo frente a las mantas y junte las plantas de los pies. Tiéndase hacia atrás, manteniendo las plantas de los pies juntas, hasta que la

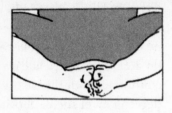

cabeza repose en las mantas, con la espalda, cuello y cabeza totalmente apoyados, los brazos abiertos y las palmas de las manos mirando hacia arriba.

2. Cierre los ojos; relaje el rostro, la garganta y la ingle; y respire con naturalidad por la nariz. Descanse en esta postura hasta 5 minutos.

EL GATO SENTADO
(CHAKRAVAKASANA, VARIACIÓN 2)

Efectos: *El gato sentado* tonifica el abdomen, facilita la circulación a través de la pelvis y los órganos genitales, refuerza el sistema sexual y despierta la energía sexual y aumenta la resistencia.

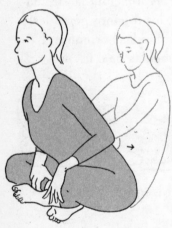

Cómo hacerlo:

1. Siéntese en el suelo con las piernas cruzadas y las manos agarrando las espinillas.

2. Inspire y empuje el torso hacia adelante, elevando el pecho y el esternón. No olvide estirar la parte delantera del cuerpo. Mantenga los hombros bajos, alejados de las orejas.

3. Espire, y mediante un

movimiento fluido devuelva la columna vertebral a una postura erguida; a continuación, arquee la espalda como un gato. Tire del estómago hacia arriba y hacia la columna, y mire hacia el suelo. Mantenga la postura. Suelte.

4. Repita, estableciendo una transición suave, inspirando a la vez que adelanta el torso, espirando al arquear la espalda. Repita 10 veces.

EL GATO DE PIE *(CHAKRAVAKASANA, VARIACIÓN 3)*

Efectos: *El gato de pie* tonifica el abdomen, facilita la circulación a través de la pelvis y los órganos genitales, relaja la tensión, refuerza los sistemas sexual y hormonal y despierta la energía sexual, aumentando la resistencia.

Cómo hacerlo:

1. Permanezca de pie, con la espalda derecha, y los pies separados a una distancia similar a la existente entre las caderas, las rodillas ligeramente flexionadas, y las manos reposando en las rodillas.

2. Inspire al empujar el torso hacia adelante y levantar el pecho, el esternón y la barbilla, estirando la parte frontal del cuerpo y arqueando la región lumbar.

3. Espire y mediante un movimiento fluido devuelva la columna vertebral a una postura erguida; a continuación, arquee la espalda como un gato. Tire del estómago hacia arriba y hacia la

columna, y mire hacia el suelo. Mantenga la postura. Suelte, relajando la columna y el abdomen.

4. Establezca una transición suave, inspirando a la vez que arquea la región lumbar, y espirando al redondear la espalda. Repita 10 veces.

ACUCLILLARSE *(MALASANA)*

Efectos: ejecutar bien *Acuclillarse* puede facilitar la circulación a través de la pelvis y los órganos genitales, y aumentar la flexibilidad de la región lumbar, la pelvis, las caderas y las piernas.

Cómo hacerlo:

1. Permanezca de pie, separando los pies un poco más que la distancia existente entre las caderas, señalando hacia el frente. No meta los pies hacia dentro ni hacia fuera, ya que eso forzaría las rodillas. Acuclíllese cómodamente sobre los talones, con los brazos descansando sobre las rodillas.

2. Respire profundamente, como si soltase el coxis y levante el pecho y el esternón. Mantenga la postura hasta 1 minuto.

3. Para salir de la postura, apriete hacia abajo los pies e incorpórese haciendo fuerza con los muslos, para continuar levantándose a través del torso.

Acerca de la autora

ELAINE GAVALAS obtuvo su licenciatura en la Universidad de Columbia, Nueva York. Es fisióloga, experta en salud, y especialista en control del peso, que trabaja con grupos e individuos de todos los tamaños, formas y edades a fin de ayudarlos a lograr y mantener su peso ideal y sus objetivos de bienestar y forma física. Utiliza técnicas de yoga y ejercicios de forma física que integran cuerpo, mente y espíritu.

Aparte del presente libro, su serie de libritos de yoga incluye *El pequeño libro de yoga para perder peso* (de próxima publicación en Ediciones Oniro), *The Yoga Minibook for Stress Relief* y *The Yoga Minibook for Energy and Strength*. Elaine Gavalas es autora de numerosos artículos y libros sobre yoga, forma física y dieta, entre los que se incluye *Secrets of Fat-Free Greek Cooking* (1998).

Si desea ponerse en contacto con Elaine o quiere más información relativa a sus libros, vídeos o servicios para grupos o personas individuales, visite su página *web* en www.yogaminibooks.com o envíele un correo electrónico a AskElaineG@aol.com